KB247551

기적의 3일 쏙
뱃살 다이어트

제발 내 뱃살 좀 빼주세요

FUCHO GA KIERU! KARADA GA COMPACT NI! KISEKI NO 3-KKA
HARAPETA by Aiko Morita
Copyright © Aiko Morita 2017
All rights reserved.
Original Japanese edition published by Wani Books Co., Ltd.
This Korean edition is published by arrangement with Wani Books Co., Ltd,
Tokyo in care of Tuttle-Mori Agency, Inc., Tokyo through Tony International, Seoul.

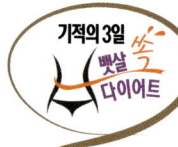

제발 내 뱃살 좀 빼주세요

초판 1쇄 인쇄 | 2018년 7월 10일
초판 1쇄 발행 | 2018년 7월 17일

지은이 | 모리타 아이코(森田 愛子)
옮긴이 | 윤지나
펴낸이 | 박영욱
펴낸곳 | 북오션

편 집 | 허현자
마케팅 | 최석진
디자인 | 서정희 · 민영선

주 소 | 서울시 마포구 월드컵로 14길 62
이메일 | bookrose@naver.com
네이버포스트 | m.post.naver.com('북오션' 검색)
전 화 | 편집문의: 02-325-9172   영업문의: 02-322-6709
팩 스 | 02-3143-3964

출판신고번호 | 제313-2007-000197호

ISBN 978-89-6799-380-1 (13510)

이 도서의 국립중앙도서관 출판예정도서목록(CIP)은 서지정보유통지원시스템
홈페이지(http://seoji.nl.go.kr)와 국가자료공동목록시스템
(http://www.nl.go.kr/kolisnet)에서 이용하실 수 있습니다.
(CIP제어번호: CIP2018017823)

*이 책의 한국어판 저작권은 토니 인터내셔널과 Tuttle-Mori Agency, Inc.을 통한 권리자와의 독점
 계약으로 "북오션"에 있습니다. 저작권법에 의해 한국 내에서 보호를 받는 저작물이므로 무단전
 재와 무단복제를 금합니다.
*책값은 뒤표지에 있습니다.
*잘못 만들어진 책은 구입하신 서점에서 교환해 드립니다.

기적의 3일 뱃살 쏙 다이어트

제발 내 뱃살 좀 빼주세요

모리타 아이코 지음 | 윤지나 옮김

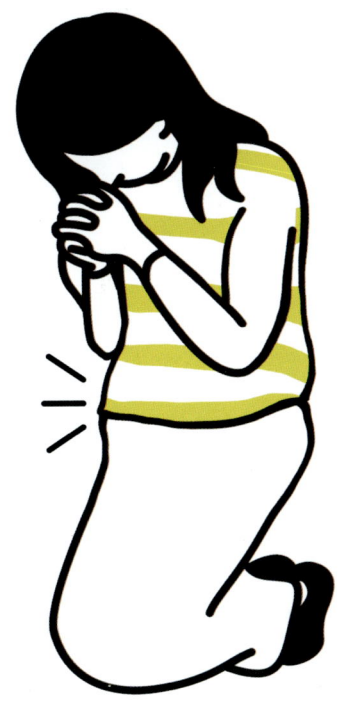

북오션

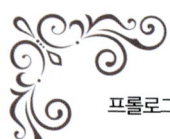

똥배, 튜브 뱃살의
정체는?

　많은 여성들이 볼록 튀어나온 뱃살의 원인을 '과식으로 인한 지방의 축적이나 노화에 따른 살 처짐 때문'이라고 생각하는 경우가 많은데, 실은 그것 말고도 또 있습니다. 예를 들어 모든 여성이 스트레스를 받는 똥배는, 평소 잘못된 몸 습관이나 호흡 습관으로 인해 생긴 안 좋은 '배 버릇' 때문에 폐 아래에 있는 횡격막의 움직임이 나빠지면서 그 영향을 받은 주변의 위나 장과 같은 장기까지 긴장돼 하수(下垂, 복강 내의 장기가 아래로 늘어진 상태 _역주)가 되면서 나오는 것입니다.

　저는 지금까지 도수치료사로서 약 4만 명의 환자를 치료해 왔는데, '몸 속 불균형 문제를 호소하는 사람들은 하나 같이 배가 팽창해 있다'는 공통점이 있었습니다. 인체의 중심에 위치한 배, 특히 하복부는 사람의 스타일이 좋고 나쁨을 결정짓는 중요한 요소이기도 하지만, 그 사람의 건강 상태를 보여주는 중요한 바로미터이기도 합니다.

　매달 찾아오는 생리, 출산 그리고 폐경…. 매일 그리고 평생 동안 어지러울 정도로 변화를 겪는 여성의 배. '뱃살 쏙 다이어트 동작'에는 똥배나 몸 속 불균형의 원인을 만드는 '배 버릇'을 교정하기 위한 동작을 총망라했습니다.

　이 책이 여성들에게 가장 중요한 배를 새로운 시각으로 바라보는 계기가 되고, 평생 건강하게 움직일 수 있는 몸을 만드는 데 조금이나마 도움이 되기를 희망합니다.

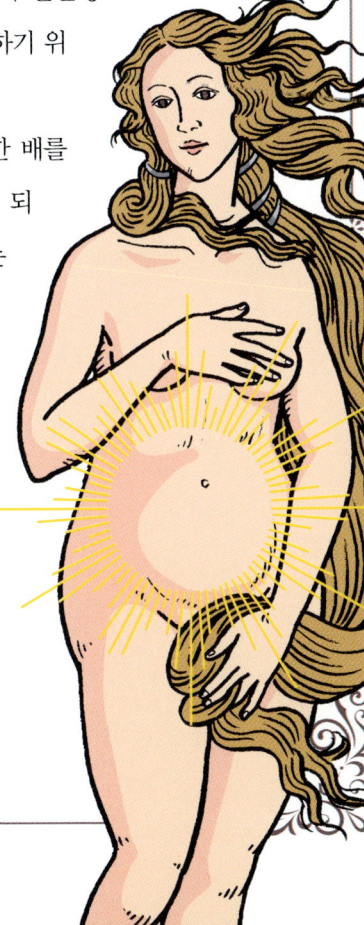

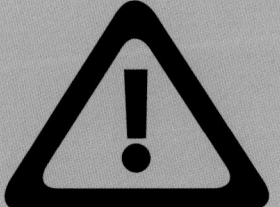

이 책은 다이어트 책이 아닙니다

이 책의 제목은 《제발 내 뱃살 좀 빼주세요*》지만, 다이어트 라는 관점에서 접근한 책은 아닙니다. 저는 치료사이기 때문 에 '체중이나 복부 지방을 3일 만에 빼는 법'이 아니라, 몸 전체 가 군더더기 없는 느낌을 여러분들이 3일 안에 체험해 보게 하 고 싶습니다. 제 환자들 중에는 한 번의 시술로 "내장이 제자 리로 돌아간 느낌이다", "빵빵하던 체압이 빠진 것 같다"며 신 기해하는 분들이 많습니다. 건강은 물론 군살 고민도 날려줄 '뱃살 쏙 다이어트 동작'의 원리에 대해서는 '모리타식 "뱃살 쏙 다이어트" 이론(14쪽~)'에서 설명합니다.

---

* 원서명은 《奇跡の3日腹ペタ》로 '기적의 3일 뱃살 쏙 다이어트'의 의미이며,
복부 체간 호흡법의 뛰어난 효과를 다루고 있다. 한국 독자의 이해를 돕기
위해 '뱃살 속'을 '뱃살 쏙'으로 표현하였다.

뱃살 쏙 다이어트는 모든 여성을 위한 것입니다. 누워서도 앉아서도 할 수 있는 간단한 동작으로 단기간에 뱃살 쏙 다이어트와 건강이라는 두 마리 토끼를 잡기 바랍니다!

모리타 아이코

7

기적의 3일
뱃살 쏙
다이어트,
이것이 다르다!

뱃살 쏙 다이어트는
몸 속 불균형과 똥배 고민을
한 방에 날려 보낼 수 있는
특별한 방법입니다.

몸 속 불균형이 사라진다!

뱃살 쏙 다이어트는 만성피로, 어깨 결림, 요통, 생리통이나 생리 불순, 부인병 등 지금 당신의 몸에 나타나는 '증상'에 초점을 맞추지 않고, 건강의 근본이자 밑바탕인 '배'에 직접 접근합니다. 여러분 몸 속 불균형이나 '배 버릇'은 의사나 약에 의존하지 않고도 스스로 해결할 수 있습니다. 인간의 생명력과 자연 치유력을 높여 건강한 몸을 만들 수 있습니다.

군더더기 없는 몸으로!

뱃살 쏙 다이어트는 오래 된 몸 속 불균형이나 쉽게 피로를 느끼는 체질에서 벗어날 수 있다는 장점뿐 아니라, 스트레스의 원인인 몸과 배의 군살이 사라지는 반가운 '덤'까지 얻을 수 있습니다. 3일만 해보면 외형적인 변화뿐 아니라 몸이 가벼워지는 것을 확실히 느낄 수 있습니다. 침대에 누워서도, 의자에 앉아서도 할 수 있는 간편한 동작으로 건강뿐 아니라 날씬하고 예쁜 배를 되찾을 수 있습니다!

CONTENTS

CHAPTER1

기분 좋은 기적의 3일
뱃살 쏙 다이어트 동작

CHAPTER2

몸이 팽창되면 20퍼센트
더 뚱뚱해 보인다

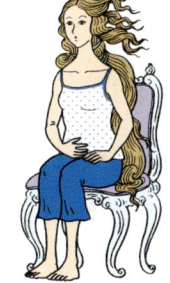

CHAPTER3

뱃살 쏙 다이어트
마무리 동작

여덟 가지 뱃살 쏙
다이어트 프로그램 총 해설

CHAPTER4

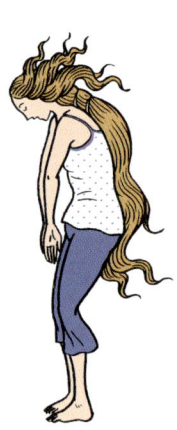

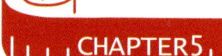

배만 '말랑말랑' 해져도 쉽게
피로하지 않고 아프지 않다

CHAPTER5

산후, 갱년기, 임신 준비기 등 여성의 3대 격변기를 극복하다

CHAPTER6

뱃살 쏙 다이어트를 위한 일상 속 규칙

CHAPTER7

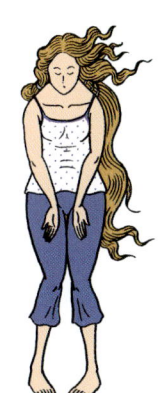

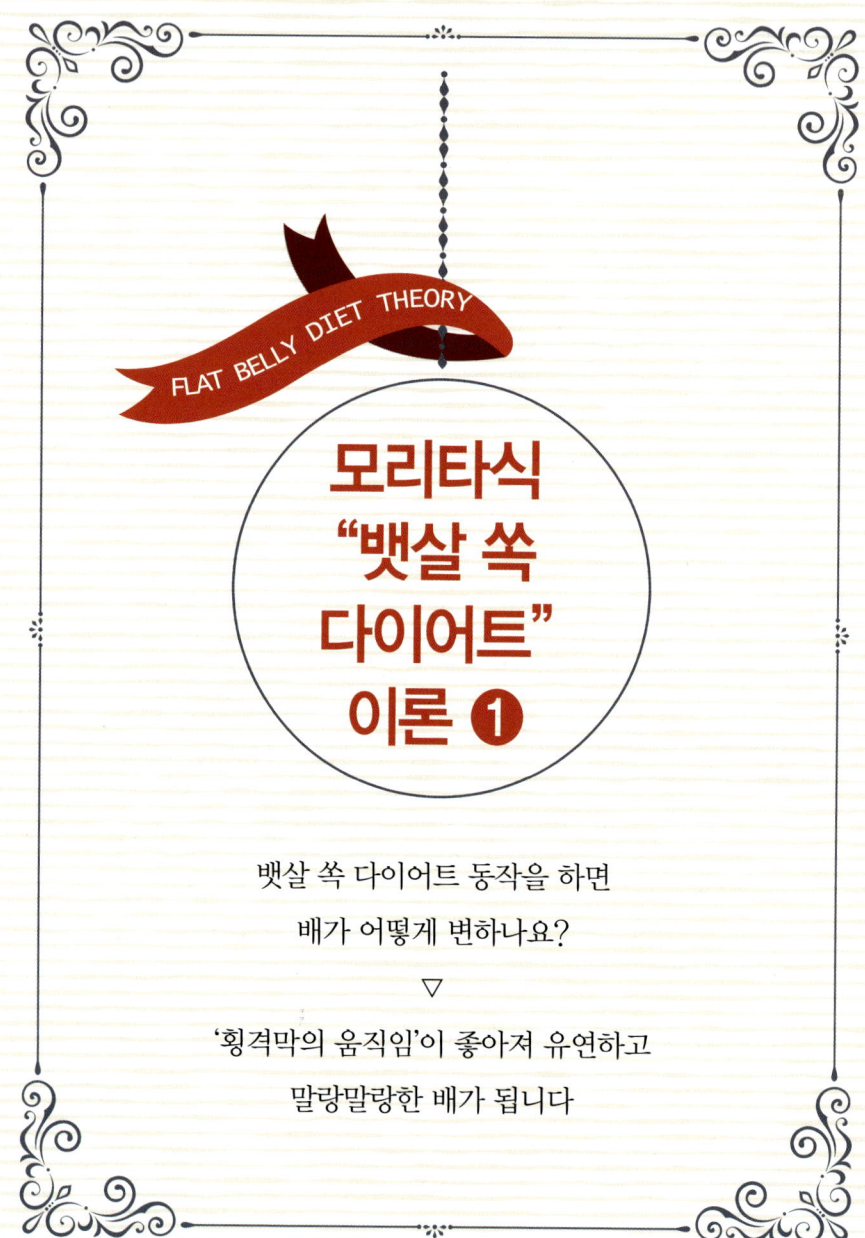

FLAT BELLY DIET THEORY

모리타식 "뱃살 쏙 다이어트" 이론 ❶

뱃살 쏙 다이어트 동작을 하면
배가 어떻게 변하나요?

▽

'횡격막의 움직임'이 좋아져 유연하고
말랑말랑한 배가 됩니다

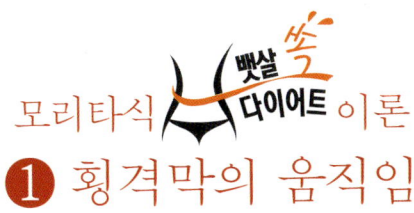

모리타식 뱃살 쏙 다이어트 이론

❶ 횡격막의 움직임

먼저 배를 만져 보고 '배 버릇'을 확인해 봅시다

횡격막이 별로 움직이지 않는 사람들의 큰 특징 중 하나는 호흡이 얕다는 것입니다. 숨을 표면적이고 한쪽으로 치우친 방식으로 쉬면 횡격막의 상하운동이 약해지는데, 이렇게 되면 횡격막 가까이에 있는 위와 장 등 장기에도 안 좋은 영향을 미칩니다.

나는 이런 얕은 호흡 때문에 움직임이 안 좋은 딱딱한 배, 늘어진 배를 보면서 공통점 하나를 발견했습니다. '상복부의 팽만감'은 긴장에서 오고 '하복부의 팽만감'을 초래한다는 것입니다. 저는 이것을 '배 버릇'이라고 부릅니다. 17쪽을 참고해 먼저 배를 한 번 만져 보세요.

'배 버릇'에는 다양한 유형이 있다

'배 버릇'은 사람마다 달라 유형이 다양합니다(그 종류와 파악하는 방법에 대해서는 4장에서 자세히 설명합니다). 뱃살 쏙 다이어트 동작은 한 사람 한 사람의 '배 버릇'을 몸을 움직이면서 교정합니다. 신경 쓰이는 배 둘레를 군더더기 없이 슬림하게 만들어줄 뿐 아니라, 잘못된 '배 버릇' 때문에 생기는 몸 속 불균형의 원인을 근본적으로 개선해 쉽게 몸 속 불균형이 생기지 않는 몸으로 만들어 줍니다.

 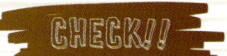

윗배에 힘이 들어가 있는지, 아랫배가
팽창했는지 만져서 확인해 볼 것

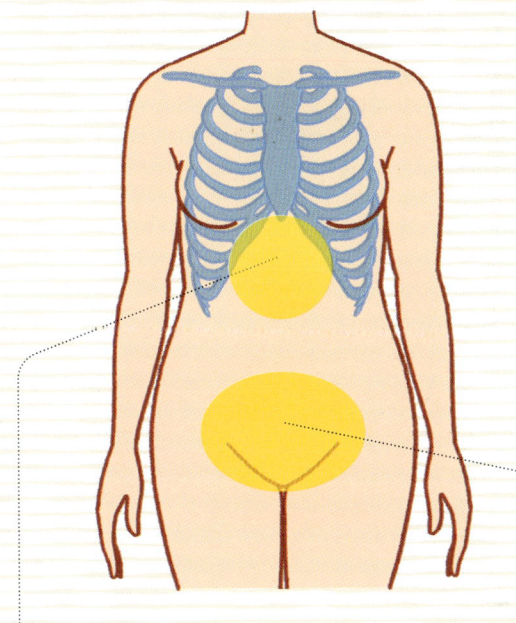

#체크1 **상복부**

상복부(위(胃) 부분)를 네 손
가락으로 깊숙이 눌렀을 때 손
가락이 잘 들어가지 않거나 헛
구역질이 나올 정도로 속이 안
좋은 느낌은 없나요?

#체크2 **하복부**

하복부를 같은 방법으로 만졌을
때 한껏 부푼 풍선처럼 빵빵하
게 팽창한 느낌은 없나요?

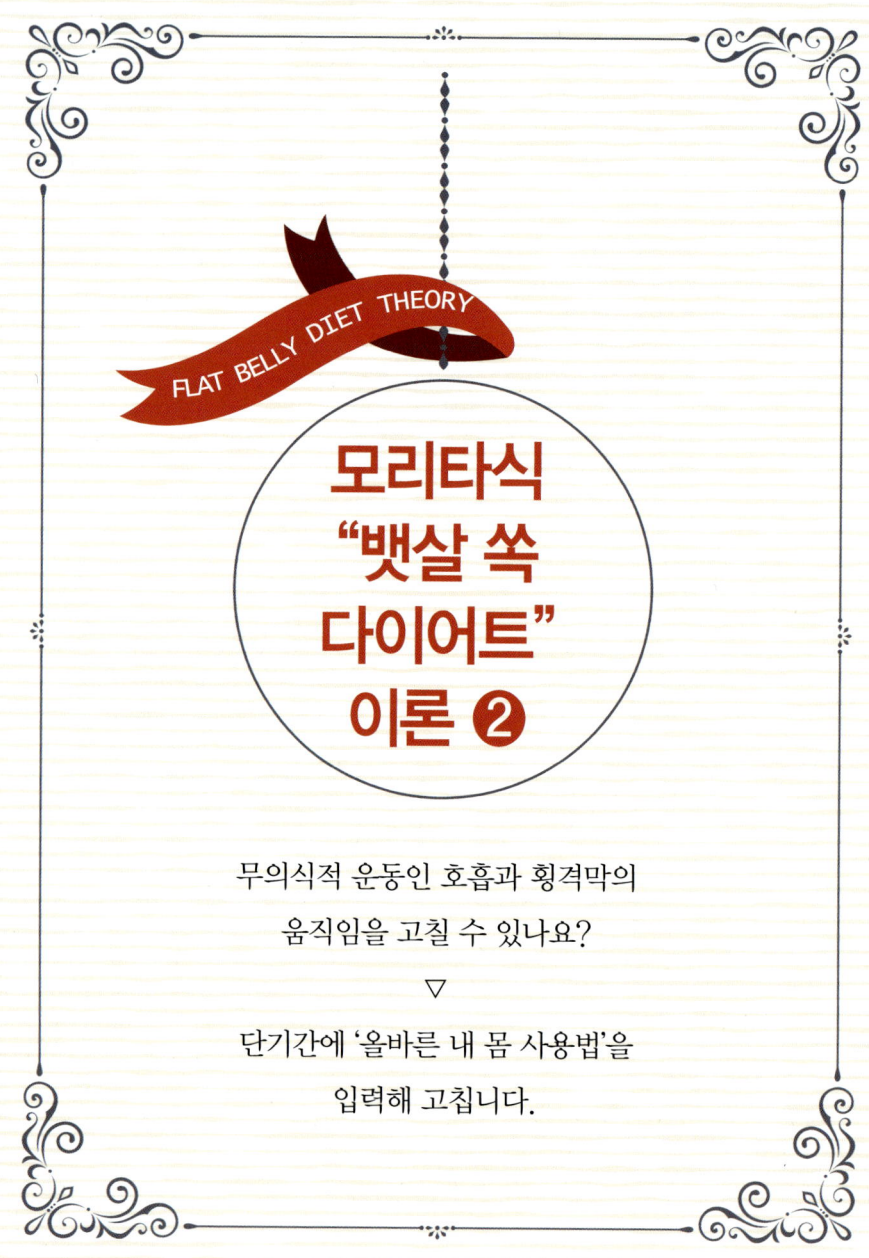

FLAT BELLY DIET THEORY

모리타식 "뱃살 쏙 다이어트" 이론 ❷

무의식적 운동인 호흡과 횡격막의
움직임을 고칠 수 있나요?

▽

단기간에 '올바른 내 몸 사용법'을
입력해 고칩니다.

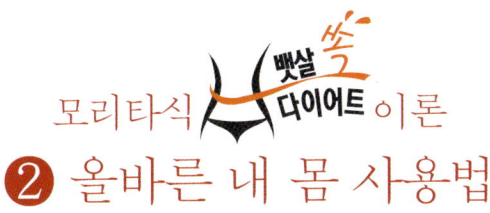

모리타식 뱃살쏙 다이어트 이론

❷ 올바른 내 몸 사용법

몸 속 불균형이나 질병의 원인이 되는 '체압'이란

여러분은 바닥에 떨어진 물건을 주울 때 어떻게 줍나요? 아마도 먼저 눈으로 떨어진 물건을 확인한 다음 그 방향으로 손을 뻗을 것입니다. 그런데 이렇게 하면 대부분의 사람들은 호흡이 얕아집니다. 무심코 하는 이런 행동은 언뜻 합리적으로 보이지만, 몸을 일으키는 순간 우리 몸의 매우 중요한 부위인 배는 긴장하고 호흡은 순간 멈추게 됩니다.

실제로 그런지 직접 한 번 해 보세요. 손을 뻗으면 위 부위에 순간적으로 힘이 들어가면서 전신의 피가 머리로 쏠리는 듯 한 압력이 느껴질 거예요. 이렇게 압력을 높이는 동작을 반복하는 것이 바로 몸 속 불균형의 원인입니다.

올바른 배 사용법을 알면 3일 만에 군더더기 없는 몸을 가질 수 있다!

뱃살 쏙 다이어트란 이렇게 우리 몸 속에 쌓여 있는 압력을 빼고 압력이 차지 않게 몸을 움직이는 법을 뇌에 입력하는 방법입니다. 먼저 3일 동안 시험 삼아 동작을 해 보세요. 몸이 제자리를 찾아가는 느낌을 경험하게 될 것입니다. 첫날은 도통 모르겠던 몸 사용법이, 둘째 날에는 몸이 느끼고, 셋째 날에는 한 눈에 봐도 슬림해진 몸을 확인할 수 있습니다. 이 다이어트를 3주 동안 계속 하면 체압이 차지 않는 건강한 몸을 되찾을 수 있습니다.

환자들에게 자주 드는 예인데, 한 번 자전거를 배운 사람은 오랜만에 자전거를 타도 이전 감각이 되살아나 자전거를 탈 수 있다고 하쇼. 그린 깃치럼 몸을 쓰는 방법도 한 번 '올바른 배 사용법'을 몸과 뇌에 입력하면 건강 사이클은 선순환하게 됩니다.

4만 명의 배를 만져온 제가 생각하는 '건강한 배'는 상복부는 말랑말랑하고 하복부는 수축과 팽창을 자유자재로 할 수 있는 배입니다. 몸 속 불균형으로 고민하는 사람들의 대부분은 배를 부풀릴 수는 있지만 조이지는 못 하는 특징이 있습니다. 이는 근력이 있고 없고의 문제는 아닙니다. 우리 몸의 중심인 배를 바르게 쓰는 사람은 호흡이 깊어 횡격막의 운동도 좋고 전신의 순환도 좋습니다. 이것이 건강에서 가장 중요한 포인트입니다.

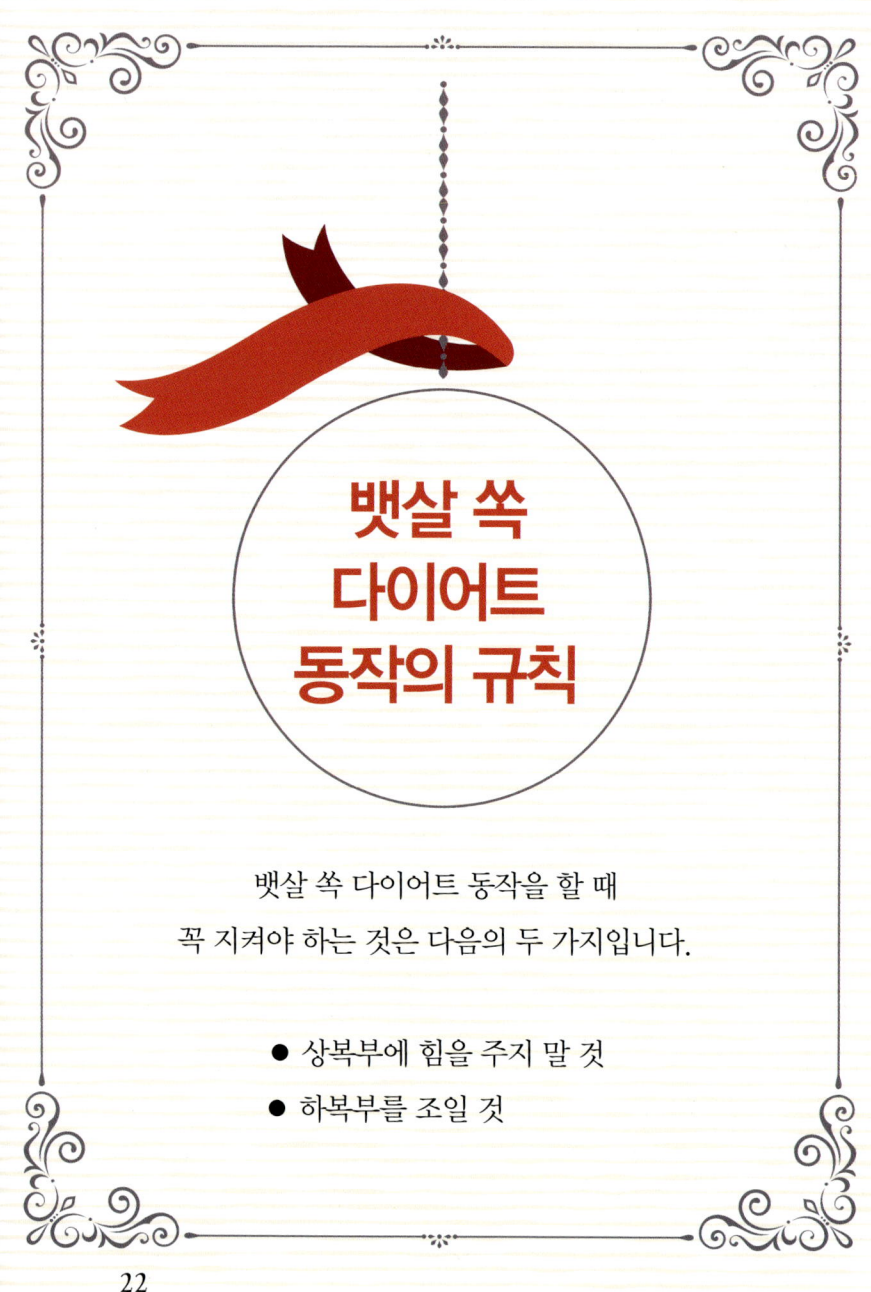

뱃살 쏙
다이어트
동작의 규칙

뱃살 쏙 다이어트 동작을 할 때
꼭 지켜야 하는 것은 다음의 두 가지입니다.

● 상복부에 힘을 주지 말 것

● 하복부를 조일 것

뱃살 쏙 다이어트 성공의 열쇠를 쥔 상복부와 하복부 사용법

뱃살 쏙 다이어트의 목적은 상복부가 긴장되고 하복부를 적절하게 사용하지 못하는 무의식적인 '배 버릇'을 교정하는 데 있습니다. 그래서 꼭 지켜야 하는 약속이 바로 '상복부에 힘을 주지 말 것'과 '하복부를 조일 것' 두 가지입니다. 직접 해볼까요?

먼저 숨을 들이마시고 입으로 힘차게 "후!"하고 뱉어 보세요. 이 때 상복부에 힘이 들어가는 느낌은 없나요? 동작을 할 때는 상복부에 힘이 들어가서는 안 됩니다.

이번에는 복근 운동을 떠올려 보세요. 복근 운동을 할 때 하복부에 부풀리듯이 '읍!' 하고 힘을 주는 동작도 좋지 않습니다.

 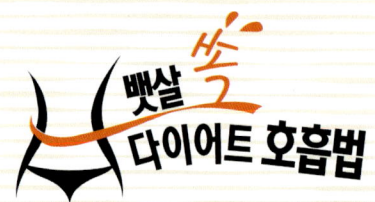

뱃살 쏙 다이어트 동작에서 가장 중요한 호흡법과 배 사용법을 연습해 봅니다.

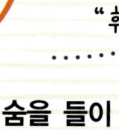

서 있거나 앉아 있을 때, 정좌를 했을 때도 차분한 자세로 실시합니다

"후~"

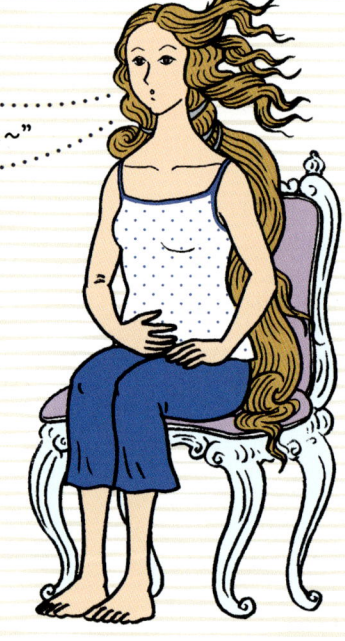

1 코로 조금씩 숨을 들이마십니다

배꼽 아래에 손을 대고 일정한 속도로 조금씩 숨을 들이마십니다.

2 입으로 조금씩 숨을 뱉습니다

숨을 더 이상 마실 수 없을 때까지 마셨으면 이번에는 일정한 속도로 조금씩 숨을 내뱉습니다.

※숨소리가 들릴 듯 말 듯 조용히 내뱉습니다.

하복부가 조이는 움직임을 확인할 것!

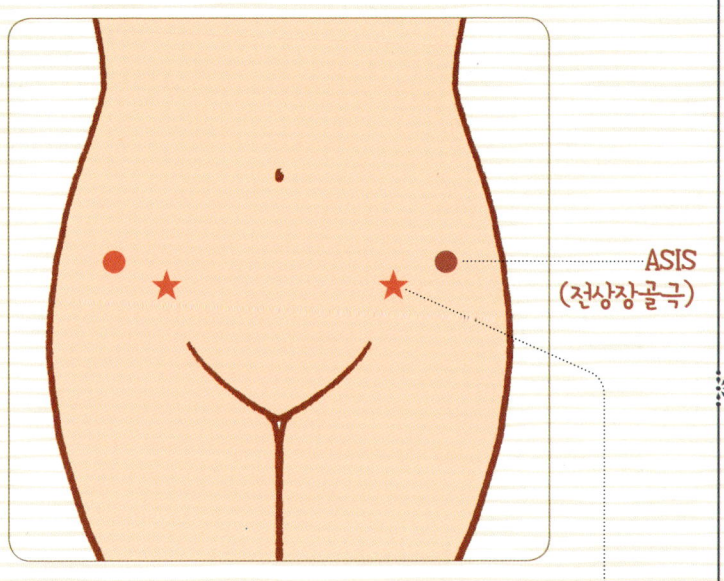

ASIS
(전상장골극)

#여기가 바로 하복부 스위치

3 그대로 숨을 뱉으면서 하복부를 조입니다

하복부가 조여질 때 그림의 '하복부 스위치'에 힘이 차오르는 느낌이 드는 것이 이상적입니다.

하복부 스위치란 전상장골극 (ASIS)의 안쪽 아래에 있는 부위로, 하복부를 조이면 근 융기*가 일어나는 곳.

* 단단하게 힘이 들어가거나 근육이 딱딱해지는 현상

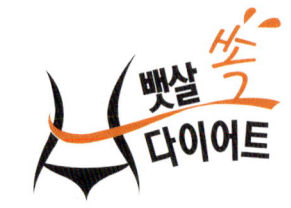

호흡법과 하복부 스위치

뱃살 쏙 다이어트 동작에서 가장 중요한 배 사용법 익히기

뱃살 쏙 다이어트 호흡법은 동작을 할 때 가장 중요한 '상복부에 힘을 주지 말 것', '하복부를 조일 것'이라는 배 사용법을 익히기 위한 것입니다. 이 두 가지를 지키지 않으면 아무리 열심히 해도 효과를 기대할 수 없습니다.

중요한 것은 무조건 부드럽게 마시고 내쉬어 상복부에 힘이 들어가지 않도록 하는 것입니다. 특히 내쉴 때는 "후~" 하는 소리가 들릴 듯 말 듯 한 작은 소리로 내뱉으세요. 이렇게 작은 소리로 숨을 길게 뱉으면 점점 하복부가 조이면서 25쪽 그림에 표시된 '하복부 스위치'에 힘이 차오르는 것을 느낄 수 있을 것입니다. 숨을 뱉었을 때 여기가 제대로 움직이는지 아닌지는 당신의 건강과 외모에도 크게 영향을 미칩니다.

반대로 뱃살 쏙 다이어트 동작에서 가장 해서는 안 되는 행동은 '숨을 있는 힘껏 마시고 내뱉는 것'입니다. "후! 하! 후! 하!" 큰 소리를 내면서 호흡을 하면 상복부에 힘이 들어가거나 하복부에 불필요한 복압이 생겨서 볼록한 배의 원흉인 나쁜 배 버릇이 생깁니다.

한껏 부푼 풍선처럼 빵빵한 배,
배에 쌓인 몸 속 불균형과 피로를
몸을 기분 좋게 움직이면서 풍선 바람 빼듯
전신의 '압력'을 빼 봅시다.
3일만 하면 지금껏 느껴보지 못했던
경쾌함과 군살 없는 몸을
피부를 느낄 수 있을 것입니다.

CHAPTER 1

기분 좋은
기적의 3일
뱃살 쏙
다이어트 동작

팬티라인 긴장 풀기

하복부와 관련이 깊은 서혜부(鼠蹊部, 팬티라인)의
긴장을 풀어줍니다.

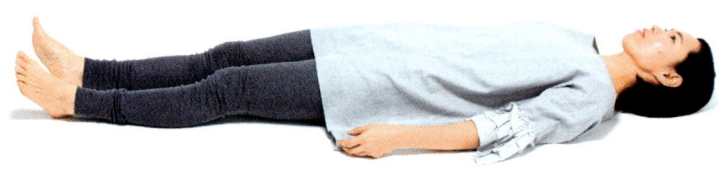

1

천장을 바라보고 눕는다

2

왼쪽 고관절과 왼무릎을 굽힌 상태에서 오른쪽 다리를 골반부터 아래로 쭉 뻗는다

POINT!

가슴에 붙이지 말고 머리 방향으로 쭉 뻗는다는 느낌으로 굽힌다.

POINT!

동작이 멈춰도 발꿈치를 밀어내는 힘은 그대로 유지한다.

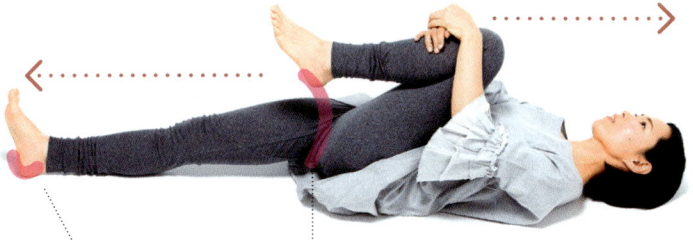

발꿈치는 바닥에서 뜨지 않게 한다

고관절 위에서 뒤꿈치를 밀어내는 느낌으로 실시한다

 **힘의 방향을 유지할 것**

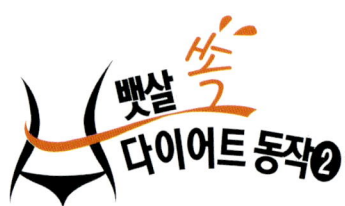

누워서 한쪽 무릎 쓰러뜨리기

발에서 골반, 척추까지 연동시켜 척추를 유연하게 만듭니다.

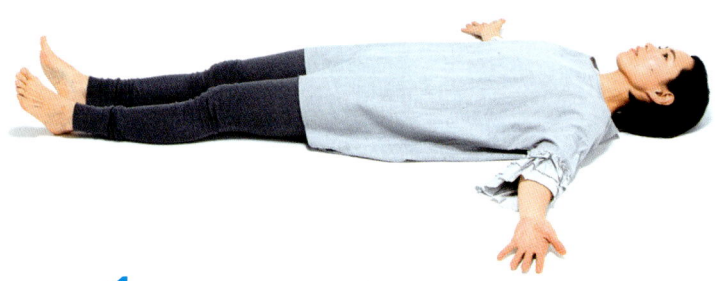

1 천장을 바라보고 눕는다

양손 옆으로 벌려 어깨 높이만큼
올리고 손바닥은 천장을 향한다

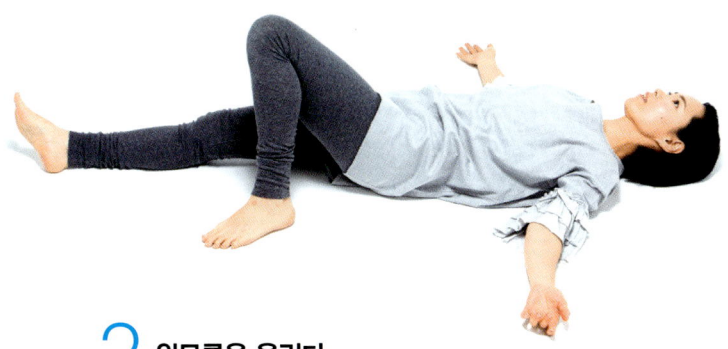

2 왼무릎을 올린다

이 상태에서 왼발꿈치를 몸쪽으
로 끌어당긴다

3 콘택트 포인트로 바닥을 밀면서 왼무릎을 쓰러뜨린다

①~③의 순서를 지켜 움직인다

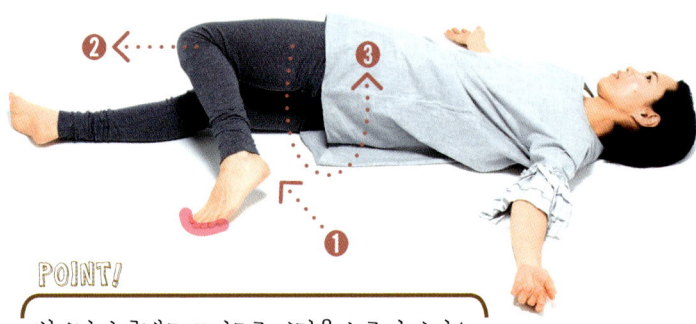

POINT!

발바닥의 콘택트 포인트로 바닥을 누르면 자연스
럽게 발꿈치가 올라가고 ❶, 무릎이 쓰러지고 ❷,
골반이 돌아간다 ❸.

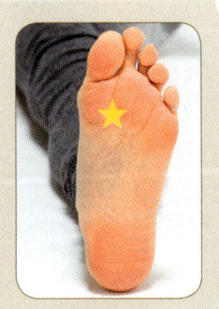

CHECK!!

콘택트 포인트에 집중할 것
콘택트 포인트란 힘이 통과하는 포
인트. 엄지발가락과 검지발가락 사
이 발볼 부위를 말한다.

4 몸을 옆으로 돌린다

허리와 가슴 뒤쪽, 견갑골 순으로
움직인다

POINT!

왼쪽 페이지의 ❶~❸
의 동작에 이어 연결
동작으로 허리❹, 가슴
뒤쪽❺, 견갑골❻의
순으로 몸을 오른쪽으
로 돌린다.

❹ ┈┈┈ ❺ ┈┈┈➤ ❻

갑자기 어깨가 뜨지 않도록 한다.
밑에서부터 순서대로 움직인다.

5 옆으로 누운 상태에서 힘을 뺀다

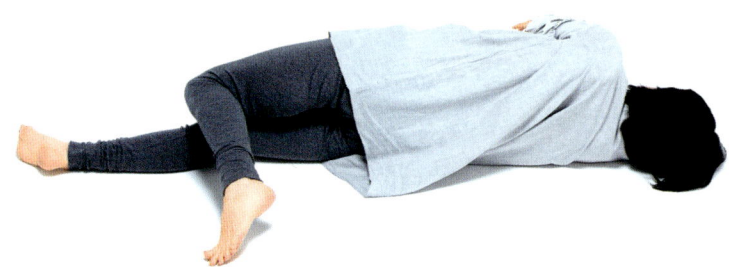

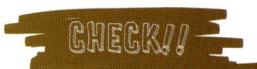 척추 자세를 움직여야겠다는 의식을
크게 갖지 말 것

처음 자세로 돌아오기

엉덩이부터 순서대로 돌아온다

10~20회 반복한다. 반대쪽도 같은 방법으로 실시한다

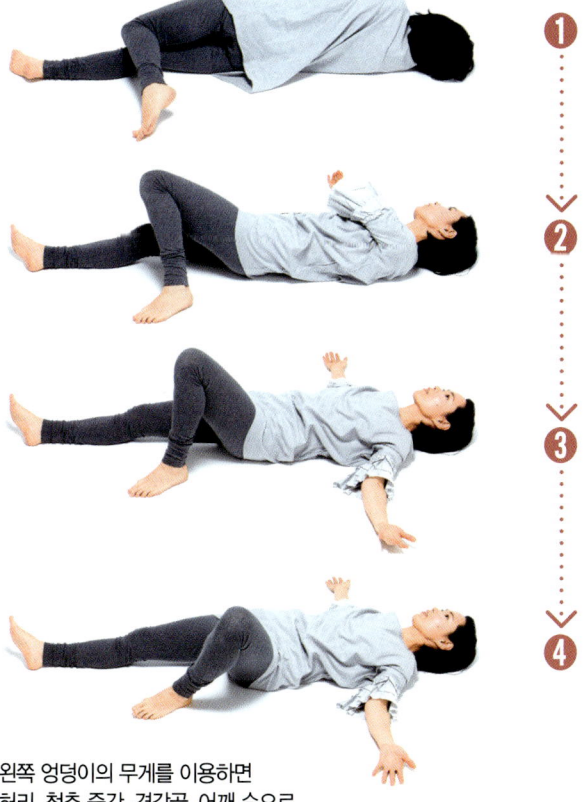

왼쪽 엉덩이의 무게를 이용하면
허리, 척추 중간, 견갑골, 어깨 순으로
딸려오듯이 자연스럽게 돌아올 수 있다.

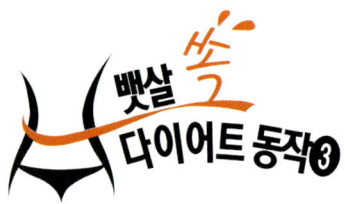

누워서 한쪽 팔 쓰러뜨리기

호흡과 배의 움직임에 직결되는 척추.
손부터 연동시켜 척추를 유연하게 만듭니다.

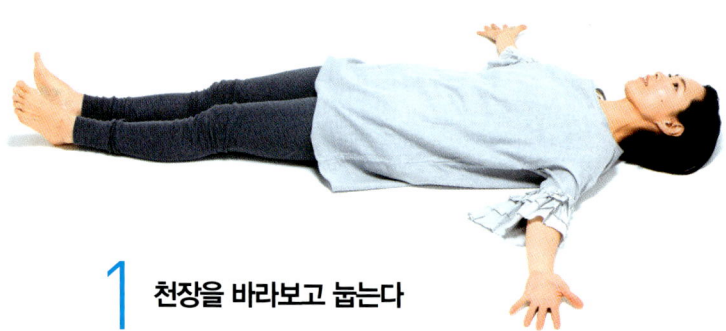

1 천장을 바라보고 눕는다

양팔을 옆으로 벌려 어깨 높이만큼
올리고 손바닥은 천장을 향한다

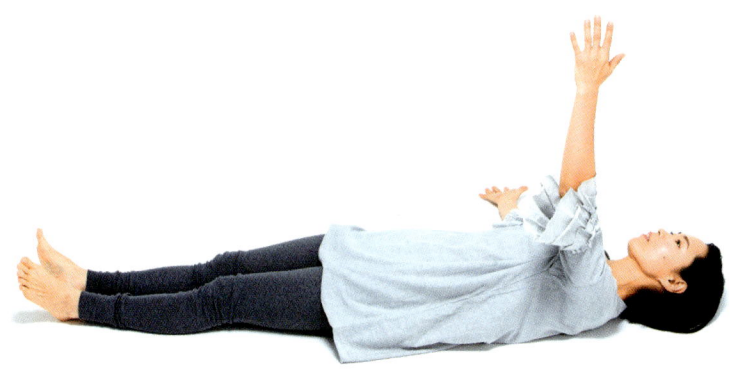

2 왼손을 올린다

천장을 향해 멀리 있는 물건을 잡듯이 올린다

3 왼손을 오른쪽으로 쓰러뜨린다

왼손바닥을 오른손바닥에 포개듯이 가까이 댄다

POINT!

어느 정도 왼손을 쓰러뜨리면 오른쪽 어깨 뒤로 바닥을 누르는 힘이 자연스럽게 생긴다. 왼손과 오른쪽 어깨 뒤의 누르는 힘에 집중하면 자연스럽게 옆을 향하게 된다.

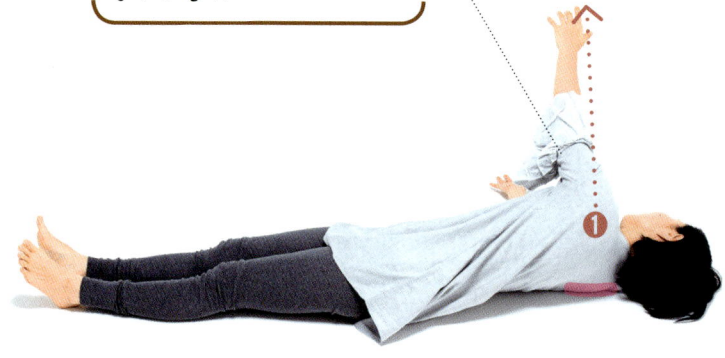

CHECK!! 손의 움직임에 이끌려 척추가 따라가 듯이 움직일 것

4 양손바닥을 붙인다

손의 움직임에 맞춰 순서대로 몸을 움직인다

POINT!

흉추❷, 요추❸, 골반❹, 다리❺
순으로 부드럽게 움직인다. 어깨
❶와 다리❺를 동시에 움직이는
등 순서를 틀리지 말 것.

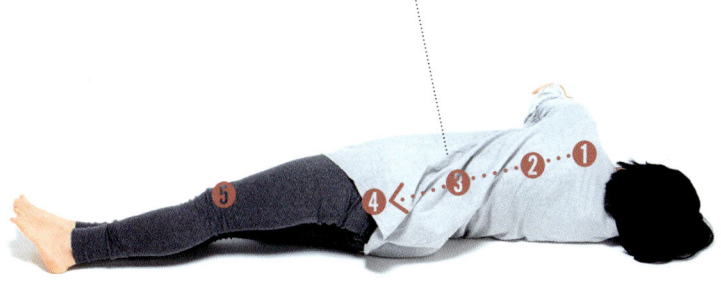

CHECK!! 배꼽을 포함해 하복부를 조이면서 움
직일 것

5 반쯤 엎드린 상태에서 힘을 뺀다

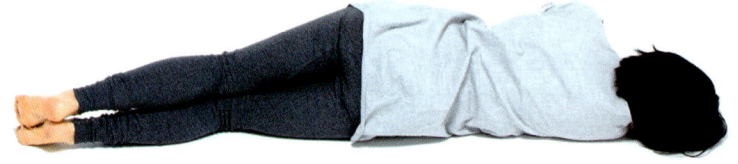

처음 자세로 돌아오기

엉덩이부터 순서대로 돌아온다

10~20회 반복한다. 반대쪽도 같은 방법으로 실시한다

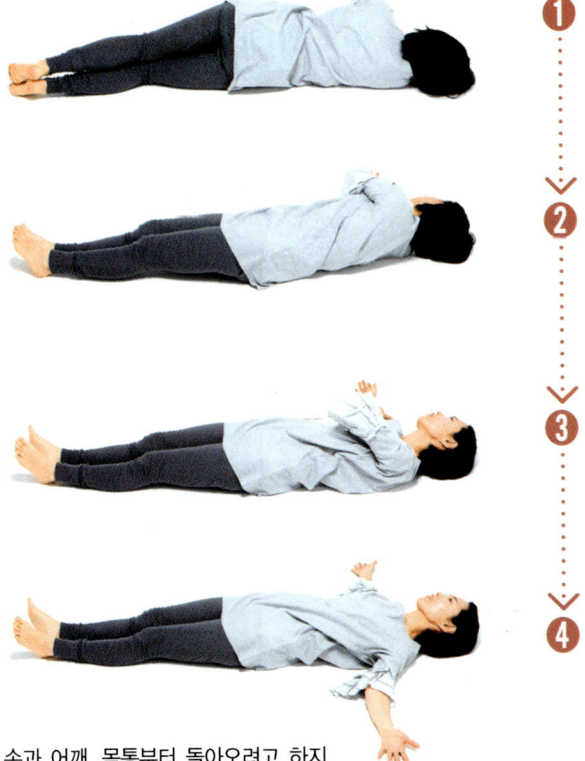

손과 어깨, 몸통부터 돌아오려고 하지
말 것. 엉덩이부터 돌아오고 다른 부분
은 딸려오는 느낌으로 움직일 것.

누워서 뒹굴뒹굴

배의 깊은 곳을 이용해 움직이면서 손발과 몸통의 밸런스를 맞춥니다.

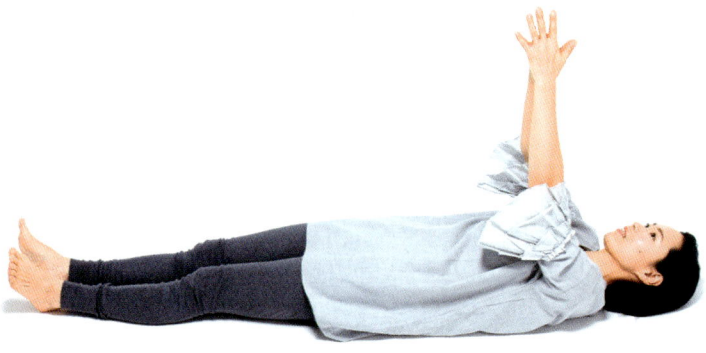

1 천장을 바라보고 누워 양손 앞으로 나란히 하기

양 손바닥과 양다리를 가지런히 붙인다

2 만세 자세

무릎과 팔꿈치는 굽히지 않는다

팔꿈치는 굽히지 않는다

양 손바닥을 붙인나

가지런히 붙인다

무릎은 굽히지 않는다

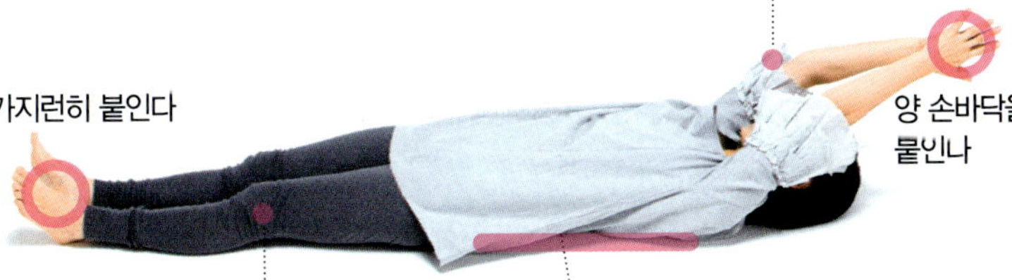

POINT!

등이 휠 정도로 어깨를 너무 올리지 않도록 한다.

CHECK!! 하복부를 조일 것!

POINT!

복근에 복압을 높이는 힘이 들어가지 않도록 주의한다. 배는 배꼽을 포함해 하복부를 조이면서 움직인다.

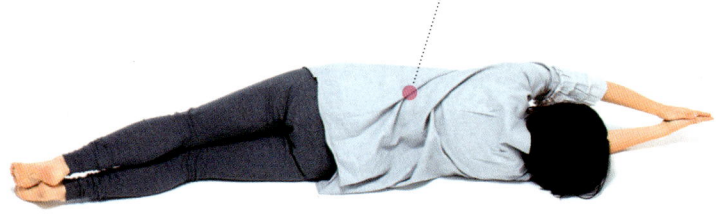

3 오른쪽으로 구르기

손과 발을 붙이고 팔꿈치와 무릎은 가능한 굽히지 않도록 한다

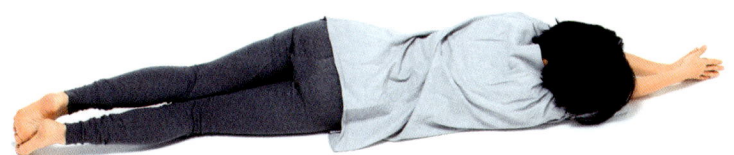

4 엎드리기

손과 발을 붙이고 팔꿈치와 무릎은 굽히지 않는다

※익숙해질 때까지는 조금 굽혀도 좋다

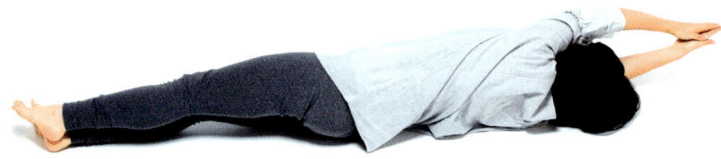

5 원래 방향으로 돌아가기

POINT!

복근에 복압을 높이는 힘이 들어가지 않도록 주의한다. 배는 배꼽을 포함해 하복부를 조이면서 움직인다.

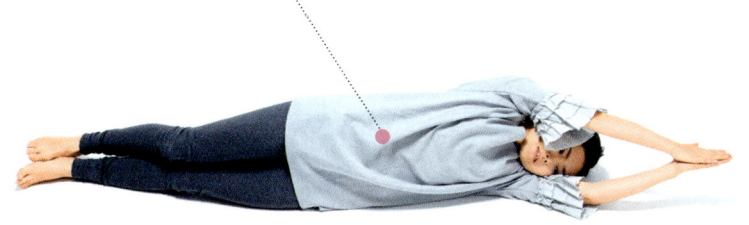

6 왼쪽으로 구르기

2~6을
10~20회
반복한다

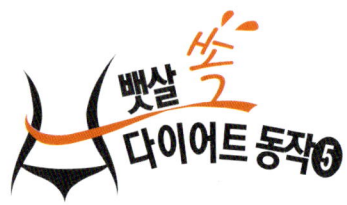

모리타식 단전호흡

하복부의 유연성을 회복해 몸 전체를 조화롭게 만드는
중요한 호흡법입니다.

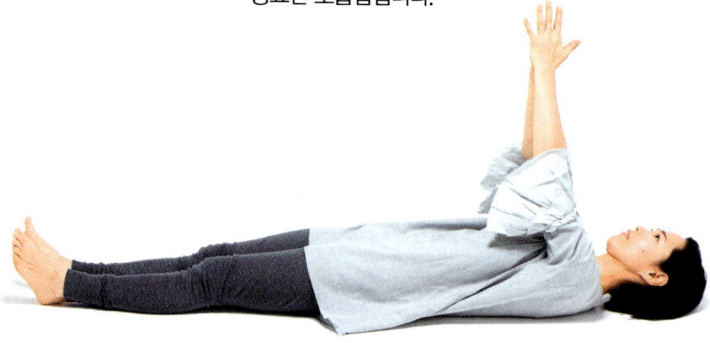

1 **천장을 바라보고 누워 부드럽게 앞으로 나란히
하기**

견갑골을 바닥에서 떼고 척추를 바닥에 붙인다

2 단전을 부풀리면서 심호흡

단전에 손가락을 대고 손가락을 배로 밀어내는 느낌으로 하복부를 부풀리면서 심호흡 한다

POINT!

배를 부풀릴 때는 5~8초 동안 코로 숨을 들이마시고, 원래대로 돌아올 때는 10~20초 동안 입으로 가늘고 길게 숨을 내뱉는다.

①~③을 지키지 않으면 단전이 반응하지 않는다. 잘 되고 있다면 자연스럽게 단전을 누를 수 있다④.

5회 실시하고 한 번 쉬기를 2~30회

❶ 팔은 안쪽으로 살짝 만다
❷ 견갑골과 어깨는 앞쪽으로 당긴다

❸ 후두부와 척추만 바닥에 붙인다

CHECK!!

단전의 위치는 여기

배꼽에서 네 손가락 길이 아래에 위치한다.

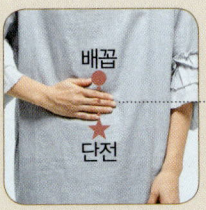

배꼽

단전

네 손가락 길이

'키도 같고 체중도 같은데
왜 내가 더 뚱뚱해 보이지?'
그 이유는 무의식적으로 하는 호흡의
잘못된 버릇과 몸에 힘이 들어가는
버릇 때문에 생긴 '몸의 팽창' 때문입니다.
원래 체중보다 당신을 더 뚱뚱해
보이게 만드는 딱딱한 배와 볼록한 배의
원인을 파헤칩니다.

CHAPTER 2

몸이 팽창 되면 20% 더 뚱뚱해 보인다

몸의 팽창을 느껴보자

두 종류의 호흡법을 통해 몸 안쪽에서부터
'압'이 차는 느낌을 체험해 봅시다.

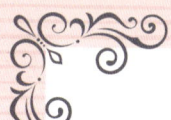

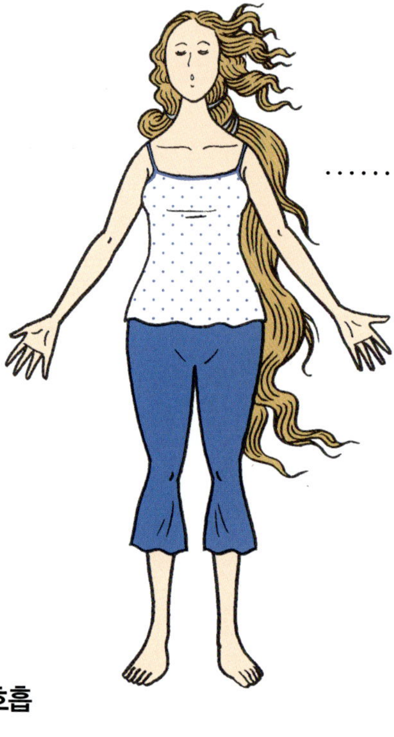

A 몸 전체를
크게 사용한 일반적인 호흡

가슴과 팔을 크게 벌려 몸의 앞쪽을 넓혀 선다. 그 상태
에서 크게 숨을 들이마시고 내쉰다. 방법을 바꿔서 한
번 더 실시한다.

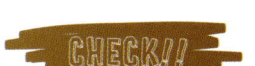

두 호흡 중 어느 쪽이 '압'이 높아지는
지 느껴볼 것

복부 비만의
범인은
몸의 팽창압

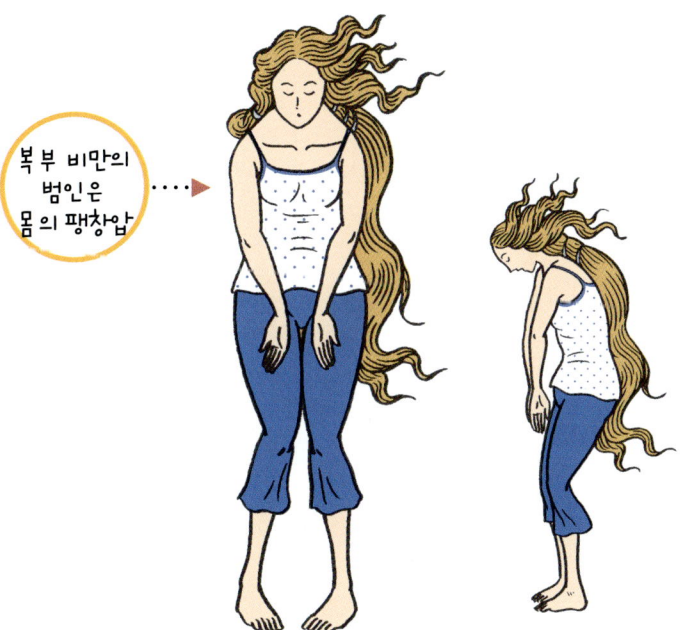

B 어깨를 살짝
안쪽으로 만 자세로 실시하는 원시인 호흡

그런 다음 등은 조금 구부리고 팔은 살짝 안쪽으로 말
고 발뒤꿈치는 바깥을 향하고 엄지발가락은 살짝 안쪽
을 향해 마치 "원시인" 같은 자세로 선다. 그 상태에서
깊게 숨을 들이마시고 내쉰다.

복부 비만의 범인은
몸의 팽창압

호흡법에 따라 이렇게나 다른 배의 빵빵 볼록도

이 장을 시작하기에 앞서 두 종류의 호흡을 해 본 이유는 복부 비만의 원인이라고도 할 수 있는 '몸의 팽창'을 직접 몸으로 체험해 보기 위해서입니다. 먼저 해 본 A호흡법은 턱이 위를 향하고 몸이 젖혀진 상태에서 몸 전체를 이용해 하는 호흡입니다. 언뜻 깊은 호흡을 하고 있는 것 같지만, 실은 뱉은 숨이 배 아래까지 내려오지 않고 가슴과 배 앞에서 '사라져' 버립니다.

한편 B의 원시인 호흡은 저의 저서인 《심호흡의 마법》에서 심호흡에 적합한 자세로 소개한 방법입니다. 주목해야 할 점은 A의 자세로 호흡하면 가슴과 위, 하복부에 느껴지는 바깥으로 향하는 긴장된 '압'이 생긴다는 것입니다. 이 압이 바로 배를 팽창시키는 정체입니다.

    뚱뚱해 보이는 사람들의 대다수는 배를 비롯해 목, 어깨 등 몸의 부드러운 부분에 만성적으로 팽창압이 있습니다. 그리고 이 '압'은 A와 같은 얕은 호흡 때문에 호흡이 중간에 새면서 생깁니다. 다음 페이지부터는 호흡과 배 팽창의 인과관계에 대해 조금 더 자세하게 살펴봅니다.

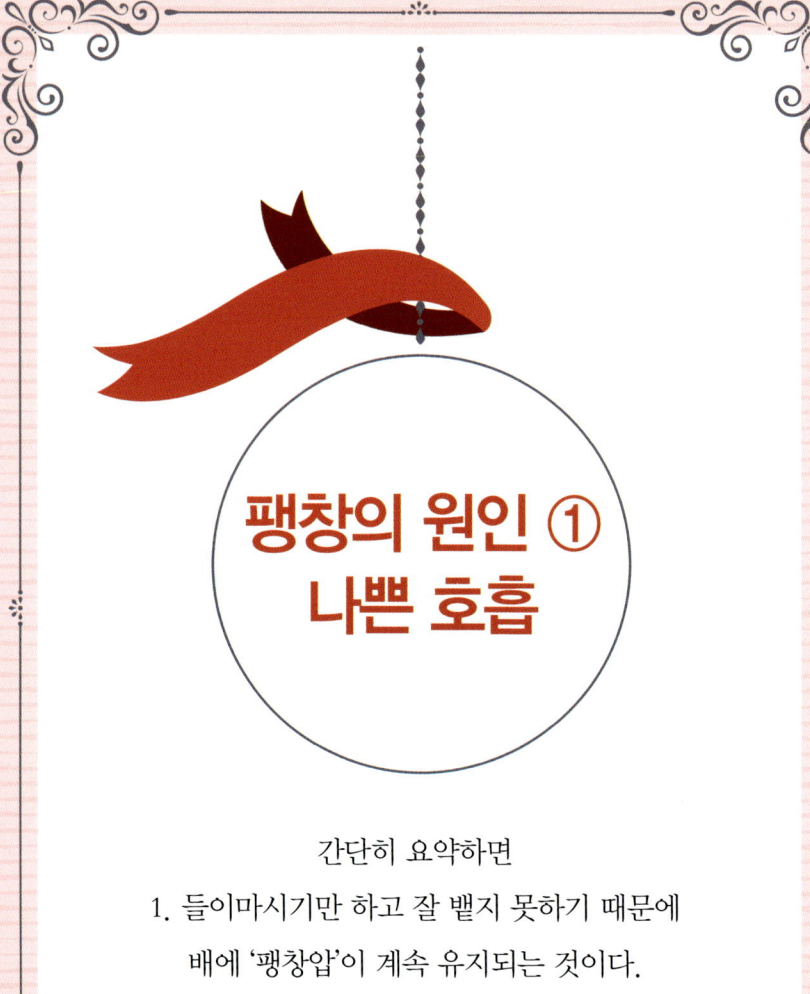

팽창의 원인 ①
나쁜 호흡

간단히 요약하면

1. 들이마시기만 하고 잘 뱉지 못하기 때문에
배에 '팽창압'이 계속 유지되는 것이다.

2. 얕은 호흡 + 손끝과 발끝에서 시작된 긴장으로
배는 위아래로 힘을 받는 상태

얕아서 쉽게 멈추는 호흡 습관이 팽창을 유발한다

'호흡'은 몸의 팽창과 깊은 관련이 있습니다. 배에 가만히 손을 대 보면 특유의 '호흡 리듬'을 느낄 수 있습니다. 몸은 숨을 들이마시면 부풀고 내쉬면 수축됩니다. 숨은 들이마시는 것과 내쉬는 것 모두 중요한데, 복부 비만으로 고민하는 여성들의 대다수는 호흡이 얕아 숨을 잘 쉬지만 잘 뱉지는 못합니다. 즉, 배를 거의 수축시키지 못하고 있는 것입니다. 이처럼 마시기만 하고 잘 뱉지 못해 배를 부풀리기만 하고 수축시키지는 못하면, 몸 안쪽에서부터 '압'이 사라지지 않고 계속 유지 돼 배가 항상 딱딱하고 볼록한 상태가 됩니다. 우리는 하루에 약 3만 번 호흡을 합니다. 무의식적인 호흡 습관이 배를 팽창시켜 몸을 체중보다 뚱뚱하고 크게 보이게 하는 것입니다.

몸에 힘이 들어가는 습관이 '나쁜 호흡'을 유발한다

호흡이 얕으면 쉽게 멈춥니다. 그 원인은 일상생활 속에서 우리 몸에 종종 나타나는 '긴장'과 '힘이 들어가는 습관'에 있습니다. 사무실에서 PC로 업무를 볼 때 무의식적으로 손끝에 힘을 주거나 어깨에 불필요한 힘이 들어가는 경우 등을 들 수 있습니다. 이럴 때 발끝도 관찰해 보면 발가락에 부자연스러운 힘이 들어가 발가락을 세게 오그리고 있습니다. 손의 긴장은 팔꿈치, 어깨, 목으로, 발의 긴장은 무릎, 고관절, 골반으로 전해져 결국 배(몸통)를 딱딱하게 굳게 만듭니다. 이른바 호흡의 중추인 배가 힘 사이에 끼어 샌드위치 상태가 되는 것입니다. 이런 배로는 호흡을 제대로 할 수 없습니다. 몸에 힘이 들어가면 호흡이 얕아지고, 호흡이 얕아지면 몸에 힘이 들어갑니다. 그렇기 때문에 뱃살 쏙 다이어트는 '호흡과 힘이 들어가는 습관의 개선'을 빼놓고서는 논할 수 없습니다.

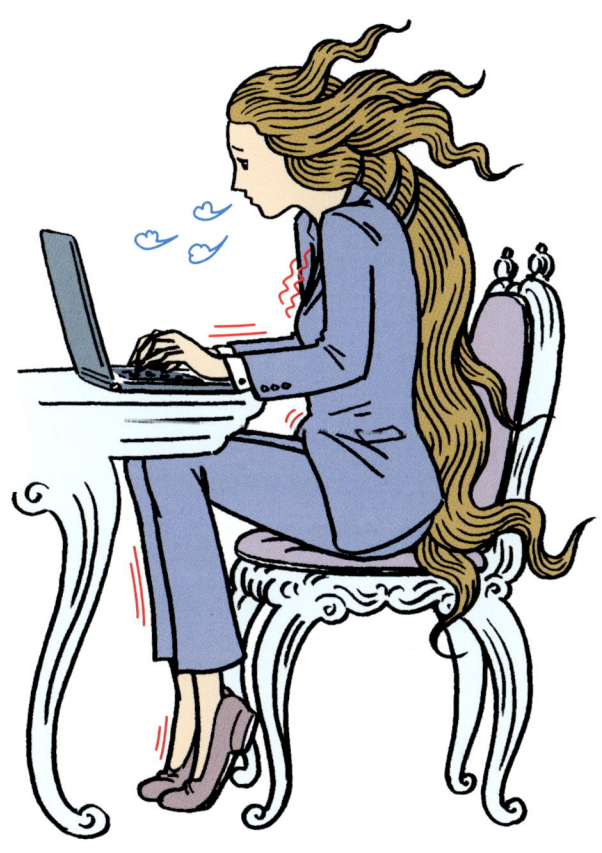

손끝과 발끝에서 전해진 긴장으로 인해
상복부가 딱딱하게 굳어
얕은 호흡밖에 할 수 없게 된 상태

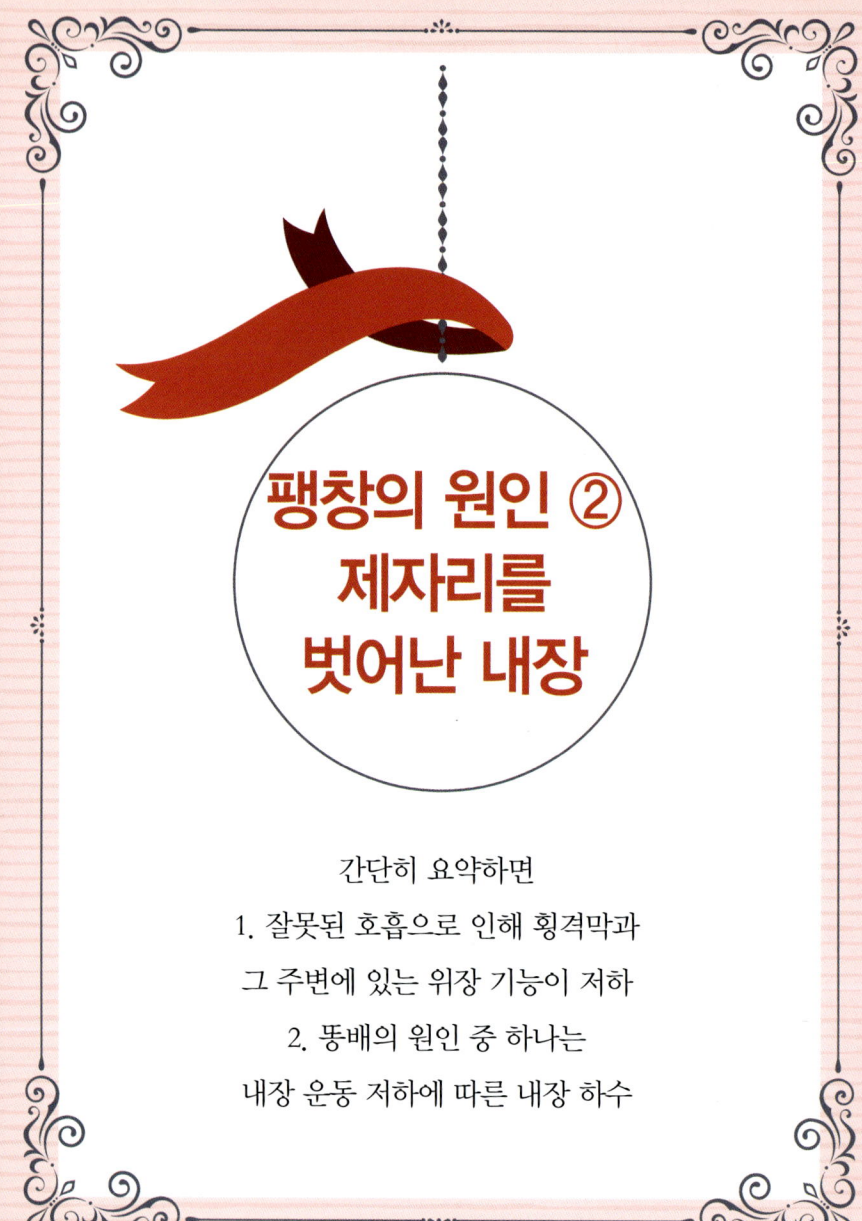

팽창의 원인 ②
제자리를
벗어난 내장

간단히 요약하면

1. 잘못된 호흡으로 인해 횡격막과
그 주변에 있는 위장 기능이 저하

2. 똥배의 원인 중 하나는
내장 운동 저하에 따른 내장 하수

얕은 호흡의 영향을 직격탄으로 받는 횡격막

앞 페이지에서 설명한 잘못된 호흡은 결국 내장의 운동과 기능 등 몸의 안쪽까지 영향을 미칩니다. 먼저 호흡력이 떨어지면 바로 영향을 받는 것이 폐 바로 밑에 있는 돔 모양의 횡격막입니다. 횡격막은 숨을 들이마시고 내쉬는 호흡 운동에 맞춰 상하 운동을 하는데, 잘 마시지 못하고 뱉지 못하는 얕은 호흡 상태가 지속되면 결국 어떻게 될까요? 횡격막의 운동이 나빠지는 것은 물론 횡격막 주변에 있는 위와 장과 같은 장기의 운동도 덩달아 나빠질 수밖에 없습니다.

운동성이 떨어진 내장이 앞쪽 밑으로 하수된다

그런데 사람의 내장은 어떤 형태로 몸속에 들어가 있을까요? 기본적으로 내장은 몸 안쪽에 전혀 움직이지 못하게 고정돼 있는 것이 아니라, 움직일 여지를 남겨두고 있습니다. 내장도 운동시키지 않으면 그 운동과 기능은 점점 떨어지게 됩니다. 호흡력이 떨어지면 운동성이 나빠진 장기들은 몸의 앞쪽 밑으로 하수되는 힘이 생깁니다. 이것이 바로 우리가 종종 듣게 되는 내장 하수*로, 여성들이 스트레스를 받는 '똥배'의 정체 중 하나이기도 합니다. 똥배의 원인은 단순히 과식이나 지방의 축적만은 아니었던 것입니다.

---

* 여기서 말하는 내장 하수란 물리적으로 내장이 내려간다기보다는 내려가려는 힘이 생긴 상태를 가리킵니다.

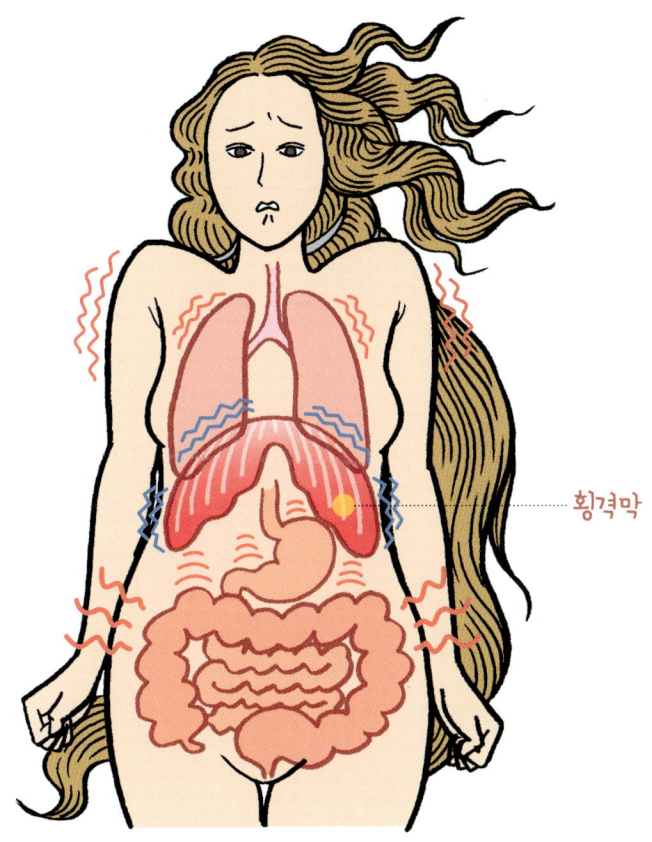

횡격막

얕은 호흡으로 횡격막의 운동성이 나빠진다.

▼

주변의 위와 장의 운동성과 기능까지 나빠진다.

▼

잘 움직이지 못하는 내장이 하수된다.

배의 사용법만 바꿔도
단기간에 몸이 슬림해진다

호흡과 움직임을 교정하면 뱃살 쏙 다이어트에 성공할 수 있다

빵빵한 풍선처럼 팽창한 배에 볼록한 아랫배…. 배가 슬림해지는 뱃살 쏙 다이어트에 정말로 성공하고 싶다면 10년, 20년에 걸쳐 생긴 나쁜 '배의 습관'을 교정해 바르게 사용할 필요가 있습니다. 그 열쇠를 쥐고 있는 것이 바로 호흡과 움직임을 교정하는 것입니다. 교정이라는 말이 다소 거창하게 들릴지 모르지만, 그리 어려운 일은 아닙니다.

호흡할 때 '배의 어느 부분이 어떻게 움직이고 있는지'는 뱃살 쏙 다이어트에서 매우 중요한 포인트입니다. "숨을 제대로 들이쉬고 내쉬기"만 해도 뱃살 쏙 다이어트에서 가장 문제가 되는 상복부에 힘이 들어가는 버릇과 하복부를 팽창시키는 버릇이 사라집니다. 움직임도 몸의 가장 중심에 위치한 허리

와 배부터 움직인다고 의시하면 몸에 힘이 들어가지 않아 쓸
데 없이 배가 긴장돼 딱딱해지는 일도 없습니다. 호흡이 얕아
지면 몸에 힘이 들어가고 몸에 힘이 들어가면 호흡은 얕아집
니다. 따라서 호흡을 교정한다는 것은 움직임을 교정한다는
의미이기도 합니다.

가방 무게 느껴보기

3장의 뱃살 쏙 다이어트 마무리 동작(74쪽)에 앞서
짚고 넘어가야 할 중요한 포인트

 A **팔을 앞으로 뻗는 힘을 유지하면서 가방을 건다**

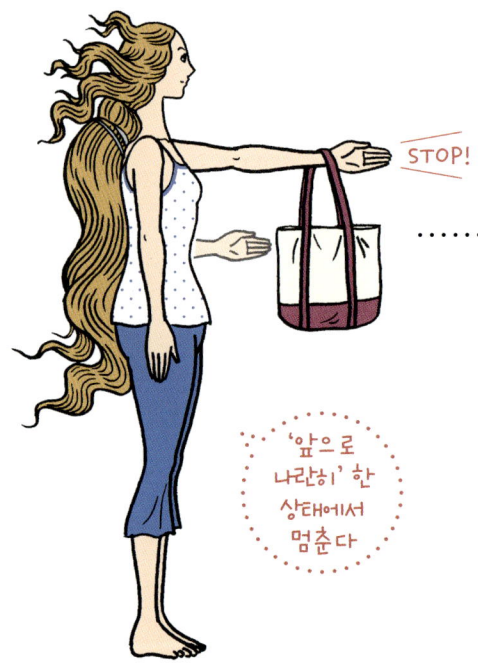

STOP!

'앞으로
나란히' 한
상태에서
멈춘다

평소처럼 '앞으로 나란히' 한 다음 가방을 건다
팔꿈치를 굽혀 '앞으로 나란히' 한 다음 팔을 뻗어 앞으로
나란히 한다. 그 상태에서 무게감이 있는 가방을 손목에 건다.

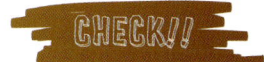
가방의 무게가 다르다!

B '앞으로 나란히' 한 힘을 계속 유지하면서 가방을 손목에 건다

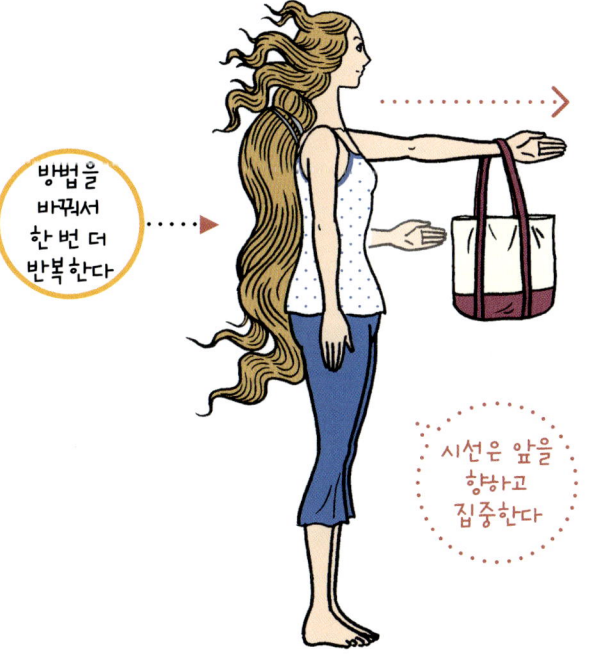

방법을
바꿔서
한 번 더
반복한다

시선은 앞을
향하고
집중한다

팔꿈치를 굽혀 앞으로 나란히 한 다음 팔을 뻗어 '앞으로 나란히' 하고 그 힘을 계속 유지한다. 그 상태에서 가방을 손목에 건다.

왜 묵직했던 가방이
갑자기 가볍게 느껴졌을까?

동작과 자세뿐 아니라 몸속에 생겨나는 힘을 본다

3장 뱃살 쏙 다이어트 마무리 동작으로 넘어가기 전에 이 가방 동작을 해 본 것은 3일 뱃살 쏙 다이어트에서 중요한 포인트를 한 가지 더 소개하기 위해서입니다. 두 가지 가방 동작을 직접 해 본 느낌을 비교해 봅시다. 가방의 질량은 변함이 없는데 왜 무게감이 이렇게 극단적으로 다른지 정말 신기할 것입니다. A는 가방이 묵직하게 느껴져 버텨야 했을 것이고, B는 무게감은 느껴지지만 버텨야 하는 수준은 아니었을 것입니다.

겉으로 보기에 자세와 동작은 완전히 똑같습니다. 유일하게 다른 하나는 B 동작에서는 '앞으로 나란히 하는 힘을 유지하면서' 손을 계속 쭉 뻗고 있었던 것뿐입니다. 한편, A처럼 힘을 멈추고 겨디는 동작은 몸과 배를 긴장시키고 힘이 들어가게 해 결림이나 통증을 비롯한 다양한 종류의 좋지 않은 증상을 야기시킵니다.

동작을 할 때는 눈에 보이는 동작이나 자세뿐 아니라 눈에 보이지 않는 무형의 힘(몸속에 발생하는 힘, 방향성)도 꼼꼼히 고려하는 것이 중요합니다. 이런 부분을 분명하게 의식하고 움직이면 배를 더 잘 쓸 수 있게 돼 뱃살 쏙 다이어트 효과도 더 쉽게 볼 수 있습니다.

배 버릇을 교정하는 동작에 '호흡'을 추가한
뱃살 쏙 다이어트 마무리 동작.
"숨을 들이쉬고, 내쉬고, 움직인다."
이 세 가지를 잘 조합해서 하면
배가 몸의 중심으로 제자리를 찾아
뱃살 쏙 다이어트의 효과는 훨씬 커집니다.

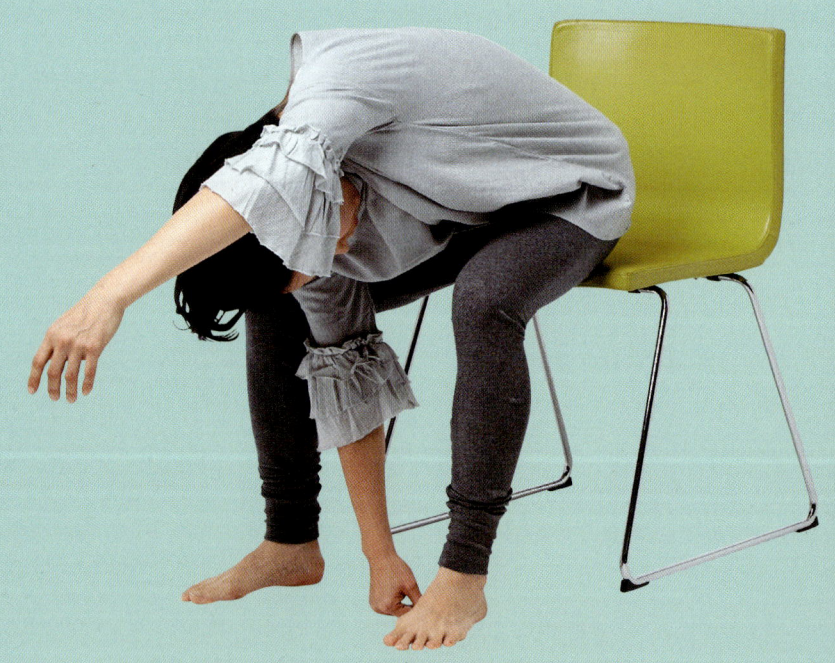

뱃 살 쏙
다 이 어 트
마무리 동작

웅크리고 호흡하기

호흡이 새는 것을 막아 몸의 중심에서 깊은 호흡을
할 수 있는 호흡법입니다.

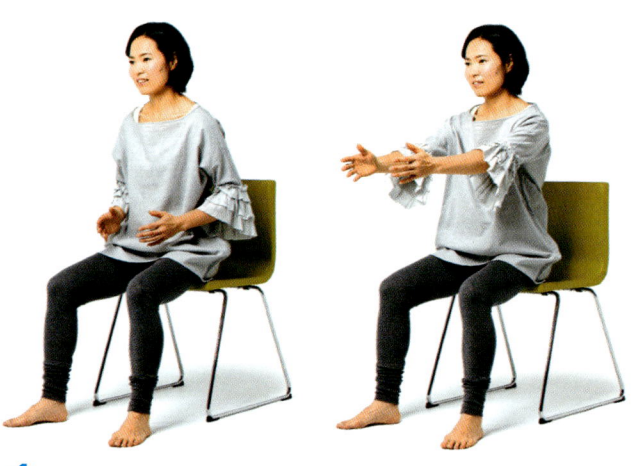

1 **팔꿈치를 굽혀 앞으로 나란히 → 팔을 뻗어 앞으로 나란히**

의자에 앉아 발은 허리 너비로 벌린다

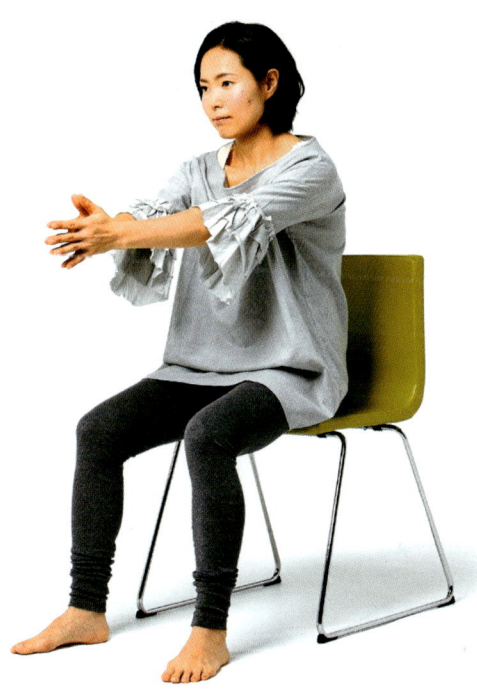

2 양손바닥을 붙이고 등을 둥글게 만다

견갑골에서부터 팔을 앞으로 빼다

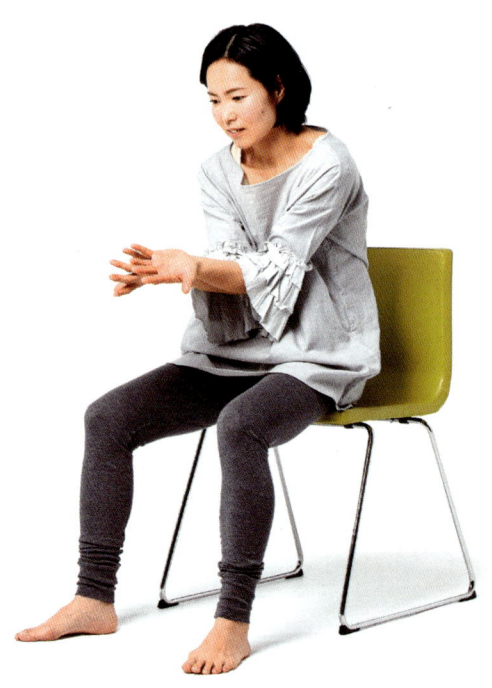

3 양쪽 팔꿈치를 붙인다

손가락를 풀고 양 팔꿈치를 붙인다

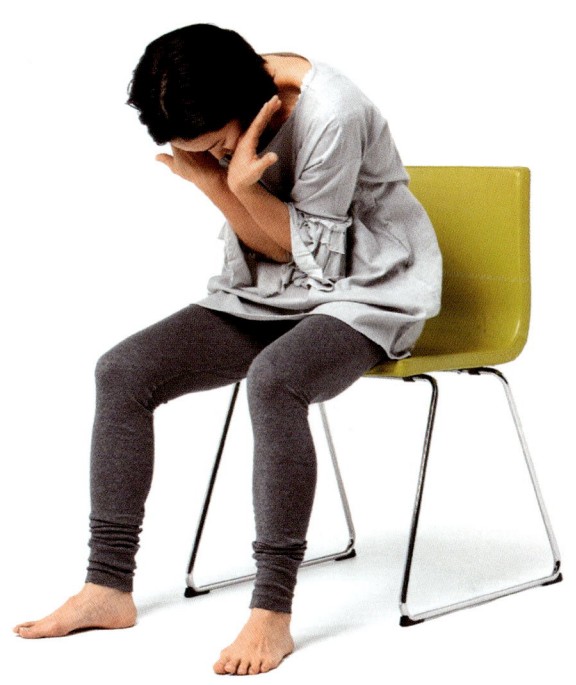

4 **몸을 앞으로 굽힌다**

양 팔꿈치를 배꼽에 대고 몸을 앞으로 쓰러뜨린다

5 등 전체로 숨을 들이마시고 끝까지 내뱉는다

POINT!

5~8초 동안 등 전체로 등이 벌어지도록 숨을 들이마신다. 숨을 끝까지 들이마셨으면 이번에는 10~20초 동안 몸 안에 있는 공기를 다 내보낸다는 느낌으로 내뱉는다 (배를 조인다).

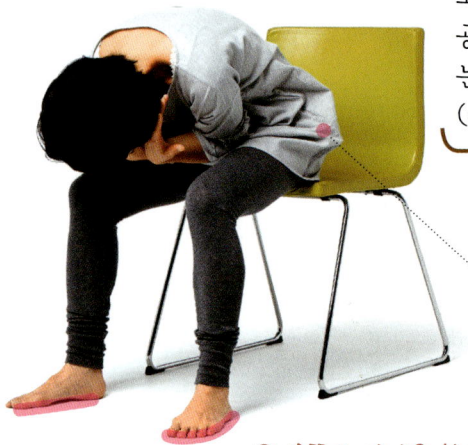

❶ 등은 둥글게 만다

❷ 좌골은 뜨지 않게 한다

❸ 발끝은 정면을 향하고 발바닥은 단단히 바닥에 고정시킨다

CHECK!! ❶~❸ 동작에 주의하지 않으면 무리가 갈 수 있으니 천천히 동작을 할 것

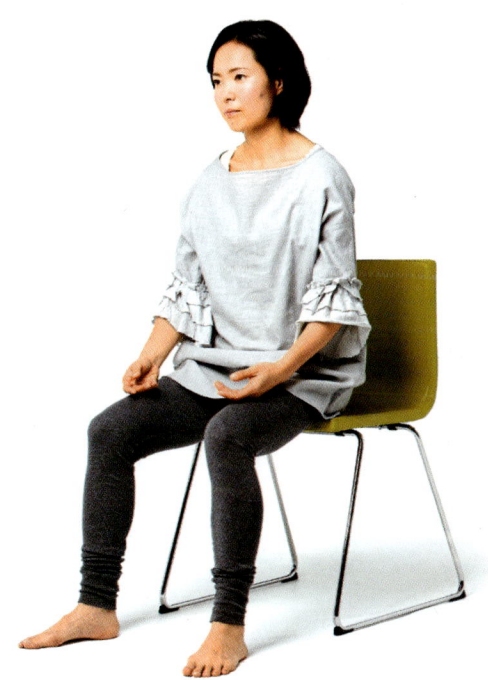

1~6을
5~10회
반복한다

6 숨을 들이마시면서
몸을 일으킨다

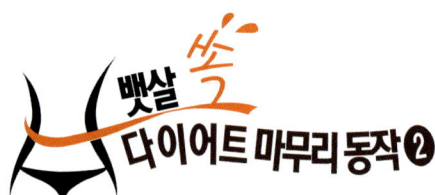

허리 결림 풀기

배의 부드러운 정도와 관련이 깊은
허리의 유연성을 회복시키는 동작입니다.

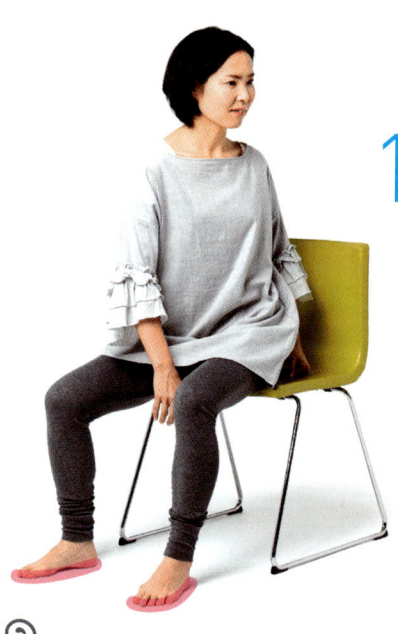

1 의자에 앉아 몸을 왼쪽으로 튼다

발끝은 정면을 향하고
발바닥은 단단히
바닥에 고정시킨다

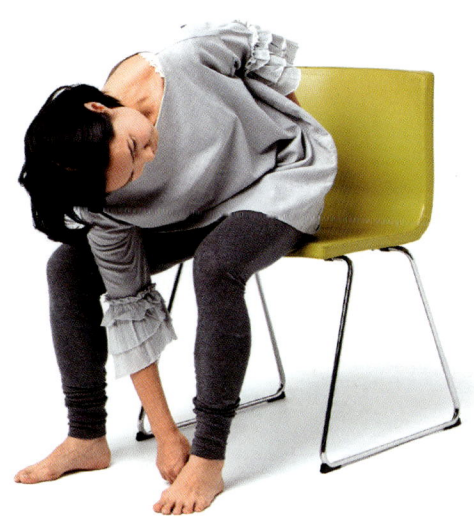

2 오른쪽 어깨를 양다리 사이로 떨어뜨린다

크게 숨을 들이마시고 내쉬는 숨에
몸을 앞으로 구부린다

❷를 기준으로 허리에
서 겨드랑이❸, 겨드
랑이에서 위 팔뚝❹,
위 팔뚝에서 손끝❺까
지 쭉 뻗는다. 이 자세
를 취하면 왼쪽 허리
로 깨끗하게 숨이 들
어가는 것을 느낄 수
있다.

왼쪽 배를 부풀린다는
느낌으로 천천히 들이
마시는 숨에 팔을 앞
으로 내민다.

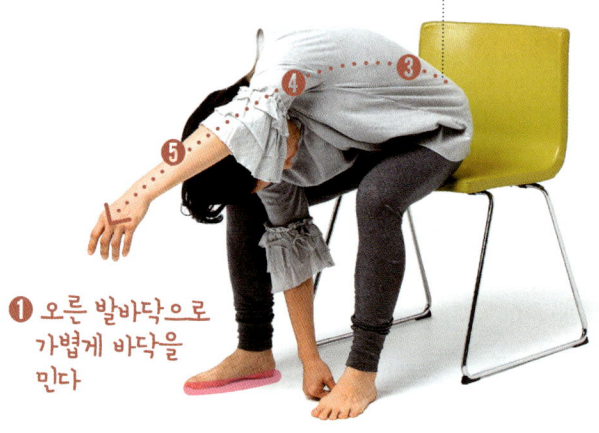

❷ 왼쪽 좌골을 단단히
의자에 고정시킨다

❶ 오른 발바닥으로
가볍게 바닥을
민다

3 왼팔을 앞으로 내밀고 천천히
허리로 숨을 들이 마신다

왼쪽 허리가 스트레칭 되는 위치에서 멈춘다

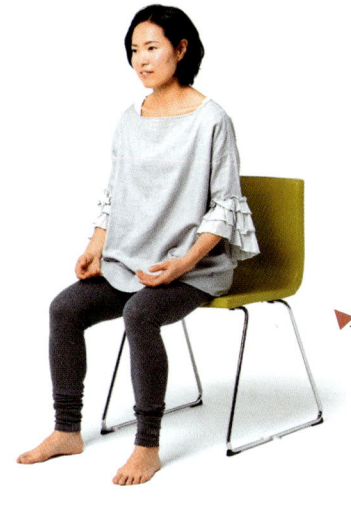

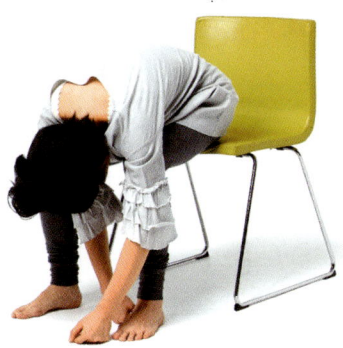

4 내쉬는 숨에 앞으로 구부렸다
몸을 처음 자세로 되돌린다

좌우 각각
3회씩
실시한다

FLAT BELLY DIET WORK

팔 뻗어 호흡하기

배가 팽창하는 버릇을 개선해 자연스럽게 아랫배가
조이는 상태를 만드는 호흡법입니다.

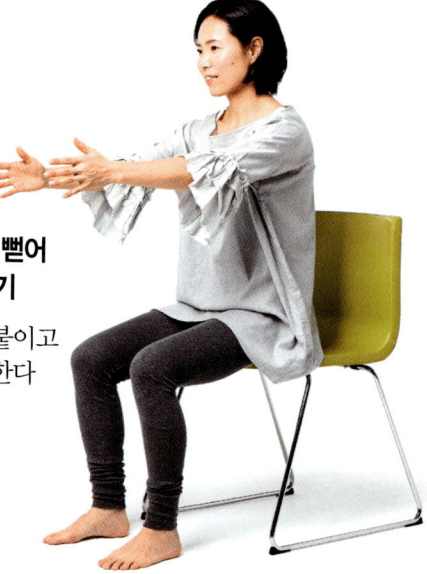

1 의자에 앉아 팔을 뻗어
앞으로 나란히 하기

발바닥은 바닥에 붙이고
발끝은 정면을 향한다

2 하복부를 조이면서 팔을 45도 위로 뻗고 심호흡한다

5~10회
반복한다

POINT!

숨을 크게 들이마시고 팔을 더 뻗었으면 입으로 "후~"하는 소리와 함께 숨을 계속 뱉으면서 하복부를 서서히 조인다. 숨을 끝까지 다 뱉었으면 하복부의 힘을 그대로 유지하고 들이마시는 숨에 팔을 더 뻗고 내쉬는 숨에 힘을 뺀다.

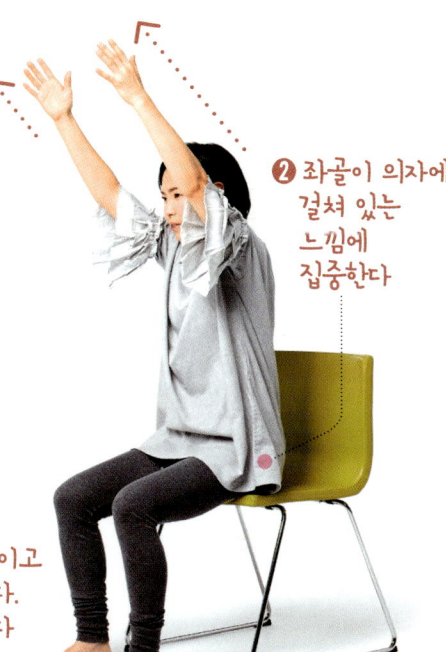

❷ 좌골이 의자에 걸쳐 있는 느낌에 집중한다

❶ 발바닥은 바닥에 붙이고 발끝은 정면을 향한다. 발의 무게에 집중한다

❷를 느끼면서 양팔을 올리면 쉽게 하복부를 조일 수 있다.

누워서도 앉아서도 할 수 있는
다섯 가지 뱃살 쏙 다이어트 동작과
세 가지 마무리 동작은
언뜻 간단해 보이지만
매우 심오한 프로그램입니다.
이해가 필요한 각 동작의 목적과 움직일 때의
포인트에 대해 살펴봅니다.

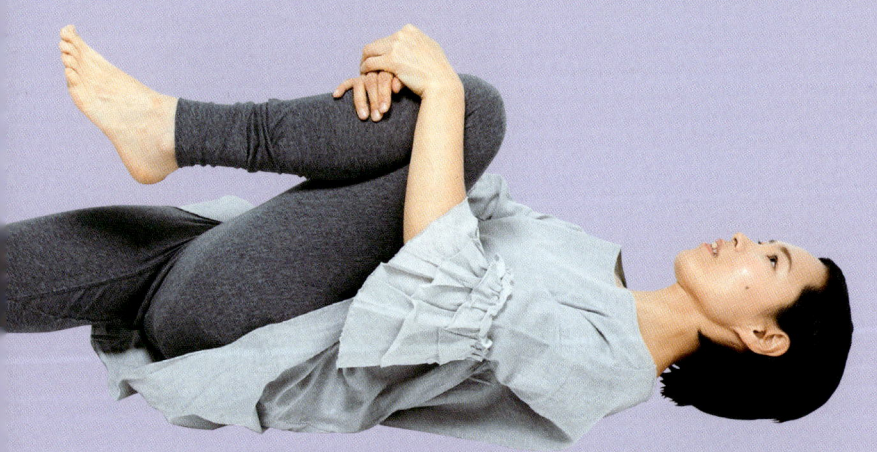

CHAPTER 4

여덟 가지 뱃살 쏙 다이어트 프로그램 총 해설

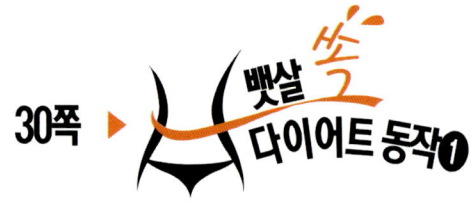

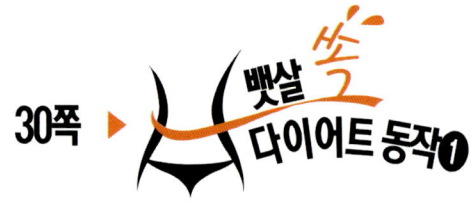 30쪽 ▶

팬티라인 긴장 풀기

힘의 방향을 유지한다

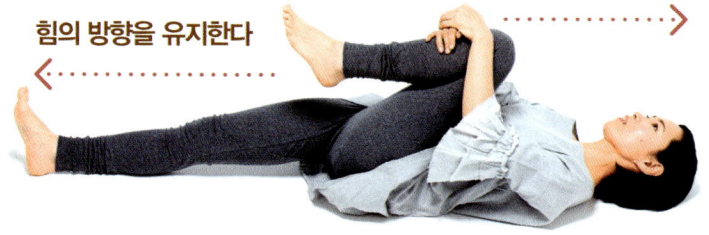

배를 잘 사용하지 못 하는 사람은 서혜부라는 팬티라인을 딱딱하게 긴장시키는 경향이 있습니다. 팬티라인이 딱딱해지면 하복부와 관련이 깊은 고관절을 잘 쓸 수 없게 됩니다. 서혜부를 부드럽게 풀어주면 배를 정상적으로 사용하는 데 도움이 됩니다.

한 쪽 무릎은 머리 방향으로 쭉 잡아당기고, 다른 쪽 발꿈치는 아래쪽으로 밀어내는 힘의 방향을 유지하는 것이 포인트입니다. 다리에 힘이 들어가 무거운 증상에도 효과적입니다.

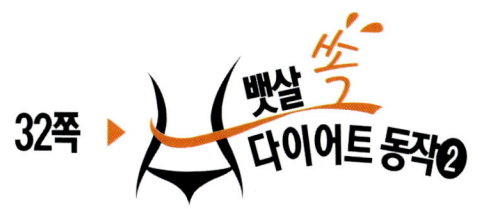

32쪽 ▶ 뱃살 쏙 다이어트 동작❷

누워서 한쪽 무릎 쓰러뜨리기

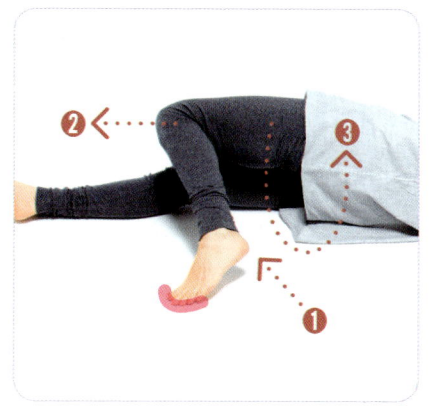

발부터 연동시켜 척추를 유연하게 움직인다

발❶에서 무릎❷, 무릎에서 골반❸, 골반에서 허리❹, 가슴 뒤쪽❺, 어깨❻ 순으로 움직이면서 척추를 교정하는 동작입니다. 척추가 유연하게 움직이지 못하게 되면 호흡이 얕아지고 몸에 힘이 들어가기 쉽습니다. 척추는 척추만 따로 움직이

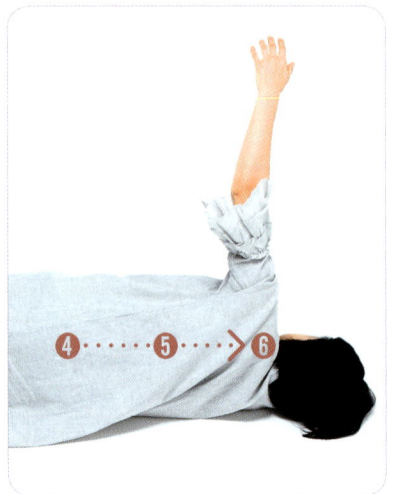

는 것이 아니라 전신의 흐름 속에서 움직이는 것이 자연스럽습니다. 발에서 어깨까지 연동해 움직이면 척추가 유연해지고 호흡이 편해지며 몸에 힘이 들어가지 않아 일석삼조의 동작이라 할 수 있습니다.

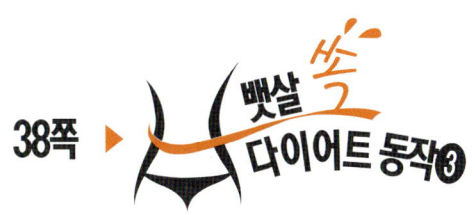

38쪽 ▶ 뱃살 쏙 다이어트 동작❸

누워서 한쪽 팔 쓰러뜨리기

배를 긴장시키는 굳은 척추 풀기

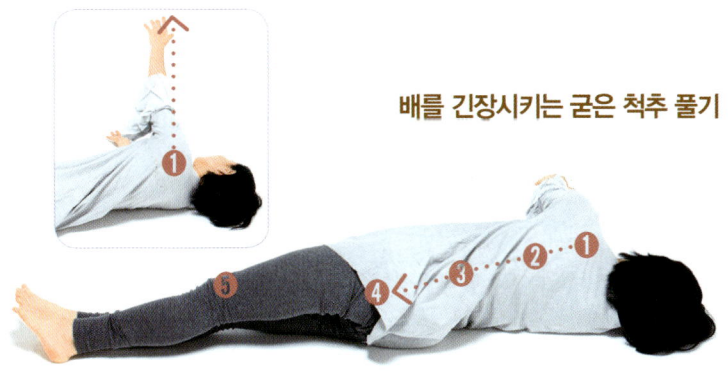

척추의 유연성은 호흡에 직접적으로 영향을 줍니다. 척추의 움직임이 뻣뻣하면 흉곽과 배를 긴장시키는 원인이 되기도 합니다. 척추를 손부터 연동해 움직이면서 손에서 척추, 척추에서 골반, 골반에서 다리의 연동을 회복시킵니다. 익숙해지면 척추가 마치 버드나무 휘듯 유연해져 호흡도 편해지고 몸의 힘도 쉽게 뺄 수 있습니다.

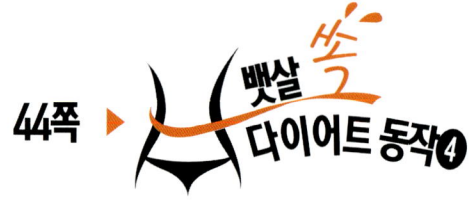

누워서 뒹굴뒹굴

배 깊은 곳에서 움직여 손발의 긴장을 끊는다

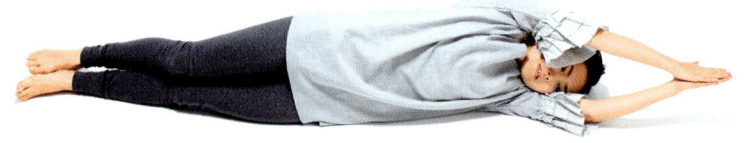

나이가 들수록 손끝, 발끝 등 몸의 일부만 사용해 전신을 유연하게 쓸 수 없게 되는 경우가 많습니다. 이 동작은 배 깊숙한 곳을 이용해 충분히 움직이면서 손발의 긴장을 끊어 호흡과 깊이 관련된 흉곽과 배를 사용합니다. 뒹굴 때는 복압을 높이는 힘이 들어가지 않도록 주의합니다. 배꼽도 포함해 하복부를 조이면서 움직이세요.

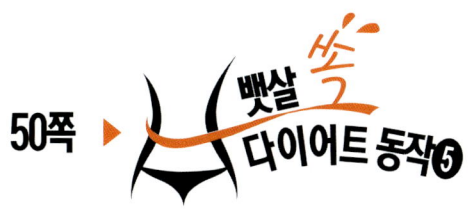

50쪽 ▶

모리타식 단전호흡

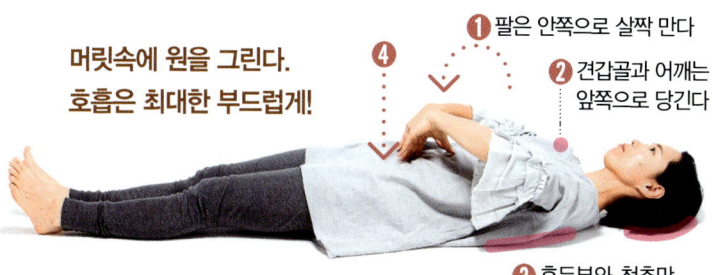

머릿속에 원을 그린다.
호흡은 최대한 부드럽게!

❶ 팔은 안쪽으로 살짝 만다
❷ 견갑골과 어깨는 앞쪽으로 당긴다
❹
❸ 후두부와 척추만 바닥에 붙인다

　단전호흡은 허리와 배의 정중앙, 하복부의 중심부터 고르게 팽창하고 수축하는 유연성과 몸 전체의 밸런스를 맞출 수 있는 훌륭한 호흡법입니다. ❶∼❸의 포인트를 잘 지키면 자연스럽게 단전을 누를 수 있게 됩니다. 그리고 마시고 뱉는다는 의식을 너무 강하게 하면 상복부가 긴장하기 쉽습니다. 머릿속에 '원'을 그리면 무리 없이 부드러운 호흡을 할 수 있습니다.

74쪽 ▶

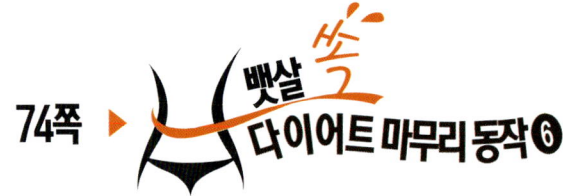

웅크리고 호흡하기

등을 벌려 숨을 들이마시면 호흡이 편해진다

'웅크리고 호흡하기'는 호흡이 새는 것을 막아줘 몸의 중심에서 깊은 호흡을 할 수 있는 호흡법입니다. 주로 "들이마시

❶ 등은 둥글게 만다

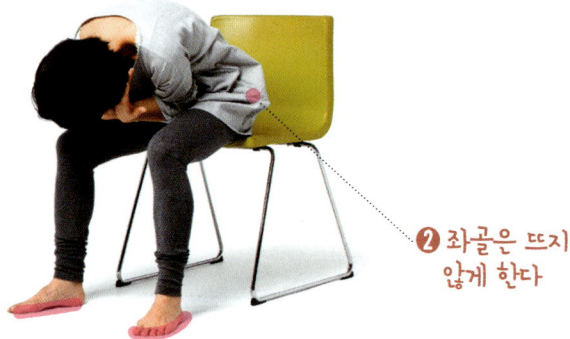

❷ 좌골은 뜨지
않게 한다

❸ 발끝은 정면을 향하고
발바닥은 단단히 바닥에 고정시킨다

94

는 힘"을 키워줍니다. 좋은 자세라고 착각하고 가슴을 쭉 내
밀면 견갑골 사이가 좁아지고 허리가 휘어 등에는 항상 힘이
들어간 상태가 됩니다. 그럼 호흡이 새면서 얕아집니다. 포인
트는 등을 크게 벌리고 숨을 들이마시는 것입니다. 간단한 호
흡법이지만 호흡이 깊어져 몸이 편안해지는 것을 느낄 수 있
습니다.

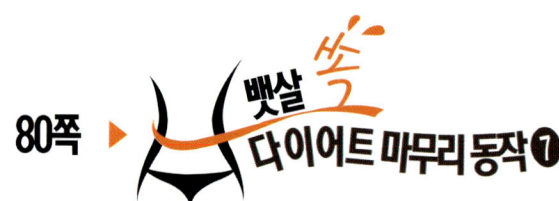

80쪽 ▶ 뱃살쏙 다이어트 마무리 동작 ❶

허리 결림 풀기

허리로 숨을 들이마시면서 움직여 배의 움직임을 정상으로 회복시킨다

배와 허리는 동전의 앞뒷면과 같습니다. 배를 움직이기 위

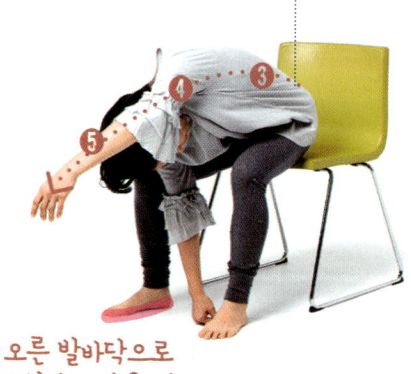

❷ 왼쪽 좌골을 단단히 의자에 고정시킨다

❶ 오른 발바닥으로 가볍게 바닥을 민다

해서는 허리 근육의 유연성이 필요합니다. 허리 근육이 딱딱하게 굳어 버리면 배를 팽창시키고 수축시키는 동작이 잘 되지 않습니다. 이 동작은 허리로 숨을 들이마시면서 움직여, 허리의 유연성과 호흡에 따른 배의 움직임을 정상으로 되돌려 줍니다. ❶, ❷의 포인트와 ❸~❺의 연동을 지키면 허리로 기분 좋게 숨이 들어갑니다.

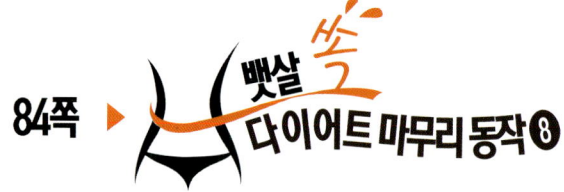

84쪽 ▶ 뱃살 쏙
다이어트 마무리 동작 ❽

팔 뻗어 호흡하기

발에 집중해 팔을 뻗고 아랫배를 자연스럽게 조인다

하복부를 조이는 것은 매우 중요하지만, 무리하게 조이려
고 의식하면 오히려 힘이 들어가게 됩니다. 아랫배가 자연스

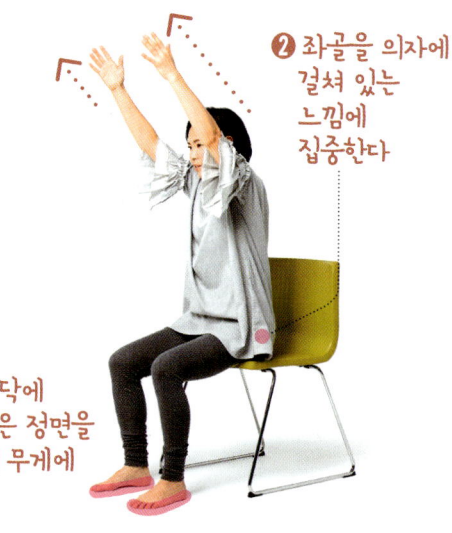

❷ 좌골을 의자에
걸쳐 있는
느낌에
집중한다

❶ 발바닥은 바닥에
붙이고 발끝은 정면을
행한다. 발의 무게에
집중한다

럽게 조이게 하려면 발에 집중해 팔을 올리는 전신 운동이 도움이 됩니다. '몸은 모두 연결돼 있다'는 중요한 사실을 실감할 수 있는 호흡법입니다. ❶, ❷를 잘 지켜 호흡하면 편하게 아랫배를 조일 수 있습니다. 이 동작을 하고 나면 평소의 호흡과 행동이 안정될 것입니다.

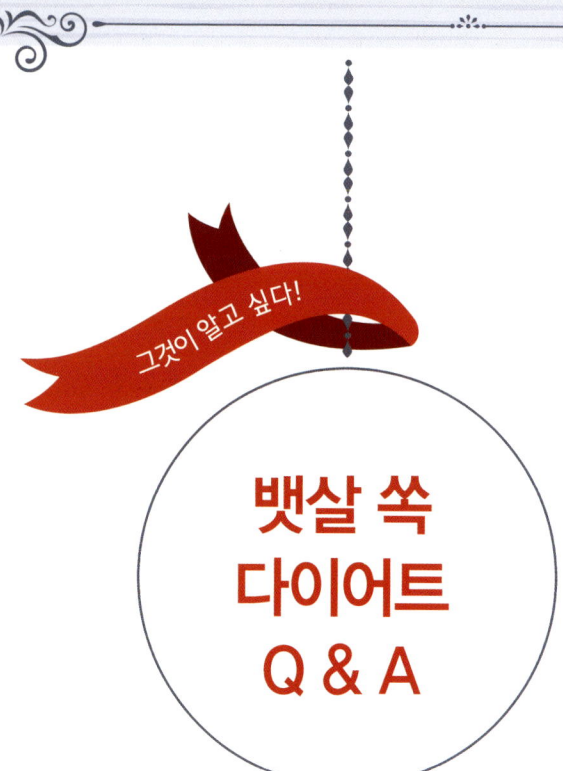

그것이 알고 싶다!

뱃살 쏙
다이어트
Q & A

뱃살 쏙 다이어트
동작과 방법에 대해
자주 하는 질문

Q1. 뱃살 쏙 다이어트 동작과 마무리 동작은 언제 어느 정도 하는 것이 효과적인가요?

동작을 하는 타이밍이나 빈도는 각자 하고 싶을 때 하고 싶은 만큼 하면 됩니다! 누워서 할 수 있는 동작은 아침에 일어났을 때나 자기 전에 하면 습관을 들이기 쉽습니다. 의자에 앉아서 할 수 있는 마무리 동작은 평소 집안일을 하거나 사무실에서 비는 시간 등을 이용해 가벼운 마음으로 해 보세요.

Q2. 복식호흡과 흉식호흡 중 어느 것이 좋은가요?

숨은 들숨, 날숨 모두 중요하듯이 복식호흡과 흉식호흡도 둘 다 중요해 양쪽을 다 하는 것이 이상적입니다. 우리가 피해야 할 것은 "복식이 좋아" 또는 "흉식이 옳아"라는 잘못된 생각을 가지고 한쪽 호흡만 하는 것입니다. 아무리 좋은 것도 지나치면 몸에 좋지 않습니다.

Q3. 잘 하고 있는지 자신이 없습니다.

동작을 할 때는 자세에 신경 쓰지 말고 눈에 보이지 않는 힘, 즉 몸 안에 생겨나는 에너지에 집중하는 것이 중요합니다 (68~71쪽 참조). 에너지의 방향과 전달을 유지하고 '온몸이 하나로 연결돼 있다는 것'을 느끼면서 움직여 보세요.

Q4. 시작하는 나이는 상관없나요?

뱃살 쏙 다이어트 동작은 남녀노소를 불문하고 모든 사람에게 추천하는 체질 개선법입니다. 제가 개최하는 워크숍에는 만 4세 유아부터 80이 넘으신 노인까지 폭넓은 연령층의 분들이 오십니다. 뱃살 쏙 다이어트는 언제 어떤 상황에서 시작해도 좋습니다. 몸을 바로 세우는 데 나이는 상관없습니다.

Q5. '뱃살 쏙 다이어트 동작❷ 누워서 한쪽 무릎 쓰러뜨리기'에서 '콘택트 포인트'는 어디인가요?

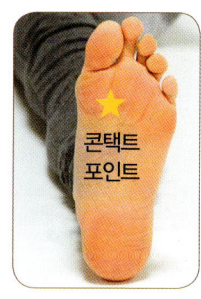

콘택트 포인트

콘택트 포인트(34쪽)란 엄지발가락과 검지발가락 사이 발볼 부위로, 힘을 전달하는 포인트를 말합니다. 힘을 멈추고 버티는 행위는 얕은 호흡이나 긴장을 유발해 몸속 정체를 유발합니다. 콘택트 포인트에 집중하면서 '힘을 바닥으로 통과'시키면 몸에 힘이 들어가지 않아 호흡도 편해집니다.

왜 우리 몸에서는 다양한 몸 속
불균형이 생기는 것일까요?
그 답은 모두 우리의 배에 있습니다.
얕은 호흡이나 몸에 힘이 들어가는 체질로 인해
딱딱하고 볼록해진 배.
피로나 통증 없는 명실 공히 건강한 몸을
만들고 싶다면 부드럽고 유연한
'말랑말랑한 배'를 만들어 보세요.

CHAPTER 5

배만 말랑말랑
해져도 쉽게
피로하지 않고
아프지 않다

배로 알 수 있는
건강 표준 점수

배는 건강의 기반

치료센터를 찾아오는 환자들 중에는 크고 작은 몸 속 불균형을 호소하는 사람들이 많습니다. 저는 환자가 오면 먼저 어깨 결림, 요통, 생리 불순, 만성 피로 등과 같은 증상에 대해 이야기를 듣고 제일 먼저 보는 곳은 환자들이 통증을 호소하는 환부가 아니라 '배'입니다. 그리고 환자에게도 자신의 배를 만져 보라고 할 때가 있습니다. 건강한 사람의 배는 만지면 상복부가 긴장돼 있지 않아 말랑말랑하고 유연해 손가락이 쉽게 들어갑니다. 그러나 저를 찾아오는 몸 속 불균형 체질인 사람들은 모든 몸 속 불균형의 원인인 배의 나쁜 버릇, 즉 상복부는 딱딱하게 긴장되고 하복부는 팽창되는 버릇이 있습니다. 사람 몸의 중심은 허리와 배입니다. 허리와 배를 다치면 아무것도 할 수 없듯이 배야말로 생명 활동의 기초인 것입니다.

대증요법만으로는 건강해질 수 없다

우리 몸이 여기 저기 안 좋은 데는 바드시 원인이 있습니다. 마사지를 받고 약을 먹어도 좋아지는 것은 그때뿐입니다. 여러분들 중에도 그때뿐이라는 것을 알면서 당장 몸이 괴로우니 임시방편으로 대증요법에 의존하는 사람도 있을 것입니다. 하지만 원인을 외면하고 몸에 나타나는 몸 속 불균형만 어떻게 해보려 한다면 문제는 해결할 수 없습니다. 몸 속 불균형의 뿌리를 뽑지 않으면 계속 재발할 것입니다. 배를 보고 만져 보면 몸의 건강상태를 알 수 있습니다. 배는 몸의 기반을 만드는 호흡과 움직임을 보여주는 거울이니까요.

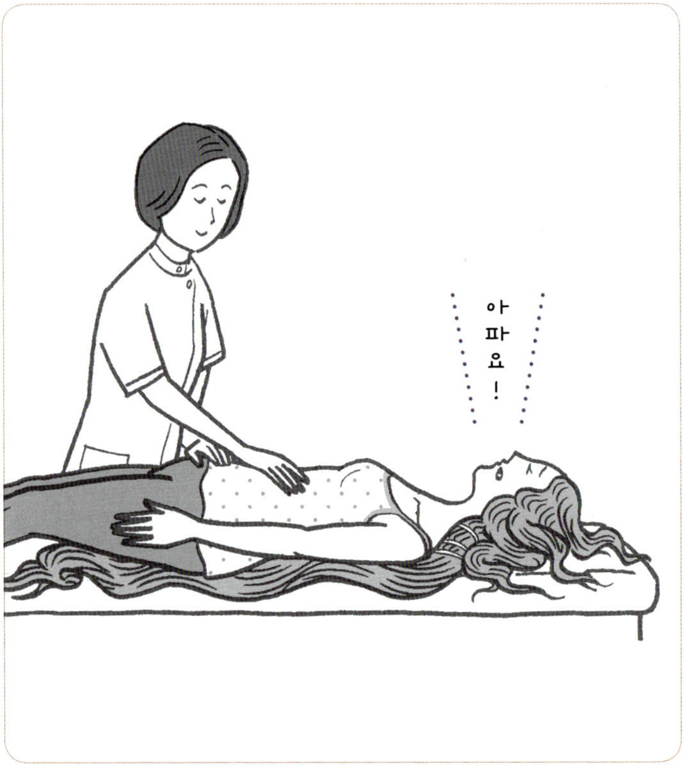

아
파
요
!

배를 만지면 그 사람의 건강 상태를
상당 부분 알 수 있다

배에서 시작해
온몸을 순환하는 호흡

인간의 자연 치유력과 배의 움직임

숨을 마시면 몸의 중심이 팽창한다

숨을 뱉으면 몸의 중심이 제 자리를 찾듯 수축된다

　평소 무의식적으로 하는 호흡에 따라 배는 이런 운동을 합니다. 이는 우리 인간의 생명 활동과 건강 유지 측면에서 매우 큰 의미를 갖습니다. 우리가 수없이 반복하는 호흡은 24시간 365일 한시도 쉬지 않고 팽창 ⇄ 수축의 리듬에 맞춰 몸의 중심에서 말초신경으로, 말초신경에서 몸의 중심으로 온몸을 순환하고 있습니다.

조금 더 자세하게 설명하면 온몸의 200개 이상 되는 관절을 통과해 혈액, 림프, 체액 등과 함께 몸속을 돌면서 근육, 관절, 내장, 혈류, 면역, 자율신경 등 건강을 관장하는 기능이 제대로 작동하도록 조정합니다. 이 호흡의 힘, 전신 순환이야말로 인간이라면 누구나 갖고 있는 '자연 치유력'이며, 균형 잡힌 몸으로 이끄는 열쇠를 쥐고 있습니다.

호흡이 원활하지 못하면 몸 속 불균형의 싹을 키울 수 있다

반대로 호흡이 얕아 쉽게 멈추거나, 들숨은 잘 쉬는데 날숨은 잘 쉬지 못하는 호흡을 일상적으로 반복하면 팽창 ⇄ 수축의 리듬이 깨져 근육, 관절, 내장, 신경 등 몸 속 곳곳에서 정체가 일어납니다. 그렇게 되면 통증이나 결림, 질병과 같은 몸 속 불균형의 싹이 점점 커집니다. 하루에 3만 번 반복하는 호흡이 문제없이 원활하게 몸을 순환하고 있는지 알 수 있는 첫 번째 지표가 바로 여러분의 몸의 가장 중심에 있는 배입니다.

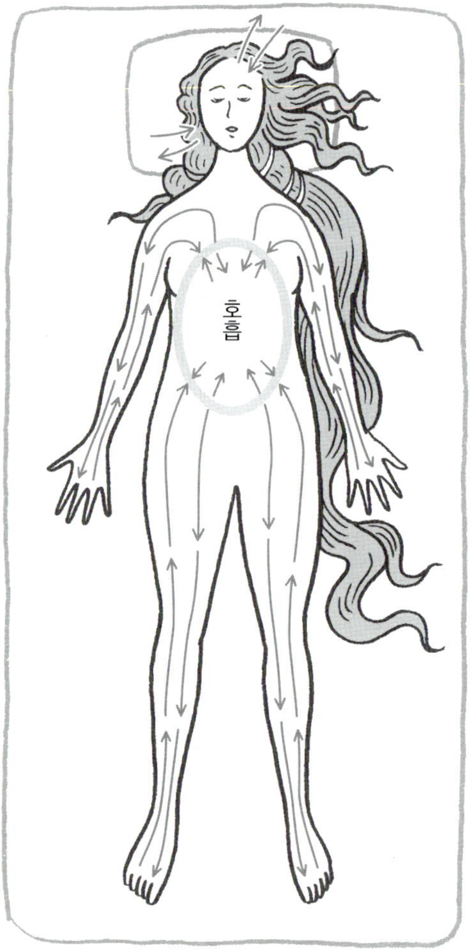

호흡

누워서 조용히 호흡한다.
팽창 ⇄ 수축의 리듬을 느껴 보자

호흡 습관으로 알아보는
신체 밸런스 레벨

정상 · 비정상이라는 기준으로만 몸을 보지 마라

'무릎이 시큰시큰 아프다' = 내 몸이 이상하다
'최근 너무 쉽게 피로를 느낀다' = 지금 몸이 엉망이다

"몸이 여기저기 다 안 좋아"라는 식으로 서양의학적인 관점에서만 몸 상태를 판단하고 있지는 않나요? 이 책을 통해 여러분에게 전하고자 하는 것은 '정상이냐, 아니냐', '좋으냐, 나쁘냐' 뿐 아니라 '밸런스가 맞느냐 안 맞느냐'라는 관점입니다.

여성의 경우는 특히 생리가 있거나 출산 경험이 있으면 몸과 배의 상태가 어지러울 정도로 변화하기 때문에 누구나 '밸

런스가 깨질 때'가 반드시 찾아옵니다. 그것은 저도 마찬가지
입니다. 건강은 고정된 상태가 아니기 때문에 시시각각 변하
는 배의 상태를 잘 살펴 케어 하는 것이 중요합니다.

　다음 페이지에는 신체 밸런스 레벨별로 호흡과 심신, 배의
상태를 정리해 두었습니다. 지금 여러분의 건강 레벨을 확인
해보세요. 혹시 지금 언밸런스 레벨이라도 걱정하지 마세요.
이 책이 제안하는 대로 따라하면 스스로 밸런스 레벨로 되돌
릴 수 있습니다.

밸런스 레벨

밸런스 레벨 − ★★★

자연체

언제 어떤 상태에서든 하복부 스위치를 컨트롤할 수 있어 호흡이 안정돼 있는 상태. 몸이 아파도 호흡이 흐트러지는 일은 없는 레벨

▶호흡을 컨트롤할 수 있는 레벨. 차분하며 정신적으로 항상 안정돼 있다. 일을 할 때도 기복 없이 안정적으로 실력을 발휘할 수 있으며, 몸이 아플 때도 거의 호흡은 흐트러지지 않고 순환한다.

밸런스 레벨 − ★★

심신에 자신이 있는 상태

엎드리기, 앉기, 서기, 앞으로 굽히기 등 기본 자세에서 하복부 스위치를 컨트롤할 수 있다. 기본적으로 돌발적인 상황을 제외하고는 의식 하에서 호흡이 안정돼 있어 일상을 컨트롤할 수 있는 상태

▶몸에 대한 불안이 적은 레벨. 자신의 상태를 파악할 수 있어 어떻게 하면 나빠지고 좋아지는지 알고 있다. 기본적으로는 크게 컨디션이 나빠지는 일이 없는 레벨

밸런스 레벨 – ★

정상 호흡이 가능한 상태

상복부가 긴장되지 않아 하복부 스위치를 작동시킬 수 있다. 호흡할 때 손발, 어깨, 골반 등에 힘이 들어가지 않은 상태에서 복부를 움직일 수 있다. 아직 일상생활은 상황에 따라 불안정한 레벨

▶마이너스에서 제로가 된 레벨. 위기는 벗어난 레벨이기 때문에 앞으로는 스스로 몸 상태를 향상시킬 수 있다.

언밸런스 레벨

언밸런스 레벨 – ★

만성 몸 속 불균형은 있지만 참을 수 없을 정도는 아니다.

하복부 스위치를 작동시킬 수 있지만, 호흡할 때 손발, 어깨, 골반 등에 약간 힘이 들어가고 상복부가 긴장한다

▶참을 수 있는 범위지만 몸 속 불균형이 생기기 쉬운 레벨. 건강한 상태냐 아니냐고 묻는다면 건강하지 않은 레벨

언밸런스 레벨 – ★★

만성적인 몸 속 불균형 상태. 심하게 몸이 안 좋아질 수 있다.

하복부 스위치는 작은 반응밖에 없는 경우가 많고, 어느 정도 반응이 있는 경우도 손발, 어깨, 골반 등에 강하게 힘이 들어간다

▶참는 것이 어려운 레벨로, 치료원이나 병원을 찾는 경우가 많다. 만성적인 몸 속 불

균형 때문에 정기적으로 컨디션이 나빠지거
나 몸에 항상 힘이 들어가 있고 호흡이 얕아
컨트롤할 수 없다. 정신을 제어하기도 어려
워 정서 불안정으로 감정에 휘둘리기 쉽다.

언밸런스 레벨 – ★★★

**상당히
괴로운 상태**

하복부 스위치가 전혀 작동하지 않는다. 작
동하는 느낌 자체를 모른다. 상복부가 매우
긴장돼 있거나 하복부 스위치를 작동하려고
하면 오히려 하복부가 팽창한다

▶항상 컨디션이 상당히 안 좋은 상태가 지
속되는 레벨. 참을 수도 없고 움직이면 금세
피로를 느끼거나 심신은 물론 호흡도 컨트롤
할 수 없다.

몸 속 불균형 체질인 사람에게는
이런 배 버릇이 있다

숨을 뱉을 때 보이는 상복부와 하복부의 움직임

이번에는 이 책 독자들의 상당수가 해당될 것으로 예상되는 몸 속 불균형 체질인 사람들의 배에 어떤 특징이 있는지 상세히 살펴봅니다. 먼저 숨을 뱉었을 때 배의 움직임이 어떤지 살펴봐야 하는데, 이때의 포인트는 크게 두 가지입니다.

1. 하복부 스위치를 쓸 수 있나요?

하복부 스위치란 숨을 뱉어 하복부가 조여졌을 때 근 융기가 일어나는 곳을 말합니다. 여기를 쓸 수 있느냐 없느냐는 숨을 제대로 끝까지 내뱉을 수 있는지와 직접적인 관련이 있습니다. 그리고 하복부를 잘 쓸 수 없는 사람은 순환계통과 면역계통에 불균형이 잘 생기는 특징이 있습니다.

2. 상복부의 긴장

하복부 스위치가 잘 반응하지 않으면 상복부에 강한 긴장이 나타나기 쉽습니다. 그리고 책임감이 강하거나 무엇이든 열심히 하는 지나치게 능동적인 사람은 상복부가 쉽게 긴장되는 경향이 있습니다. 상복부가 긴장하는 버릇이 강한 사람은 어깨 결림, 요통 등 근골격계통에 불균형을 초래하는 경우가 많습니다.

당신의 배는 어떤 타입입니까?

상복부가 긴장하는 버릇과 하복부를 쓸 수 없어 생기는 팽창하는 버릇은 보통 함께 나타납니다. 이 버릇은 앞에서도 언급했듯이 몸 속 불균형 체질인 사람들에게 많이 보이는 배의 특징입니다. 좀 더 세분하면 복부 전체가 팽창하는 타입과 하복부, 상복부만 움직임이 보이는 타입 등 다양한 패턴의 배 버릇이 있습니다.

다음 페이지에는 117쪽의 언밸런스 레벨 ★★(약간 위험군) 혹은 ★★★(위험군)에 속한 사람들에게서 나타나는 배의 특징을 정리했습니다. 해당사항이 있는지 호흡과 배의 상태를 관찰해 보세요.

몸 속 불균형 체질인 사람의 배 버릇

몸 속 불균형 체질인 사람의 대다수는 숨을 뱉을 때 상복부가 긴장한다. 하복부를 조이지 못해 팽창돼 있다. 하복부 스위치도 반응하지 않는다.

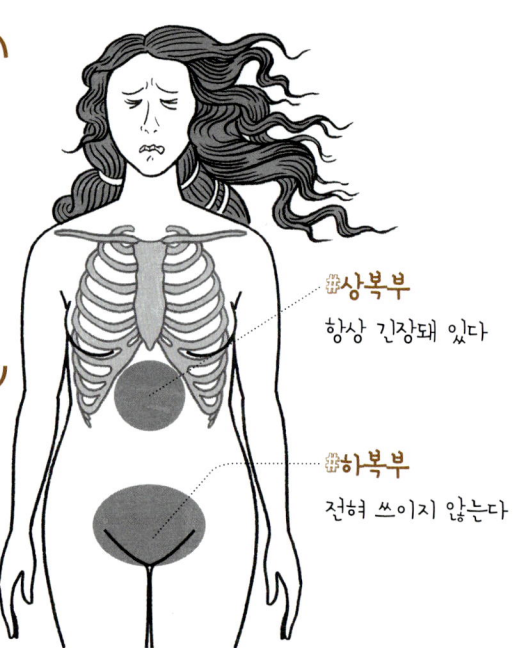

#상복부
항상 긴장돼 있다

#하복부
전혀 쓰이지 않는다

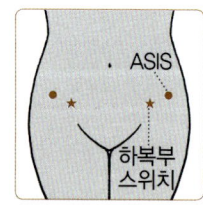

ASIS

하복부
스위치

#하복부 스위치
전상장골극(ASIS)의 안쪽 아래에 있는 부위로, 숨을 뱉어 하복부를 조이면 근 융기가 일어나는 곳

언밸런스 레벨 − ★★

약간 위험군

- 하복부 스위치가 작동하나 상복부의 긴장을 강하게 동반한다
- 상복부의 긴장이 강하고 하복부 스위치가 약하다
- 하복부 스위치는 작동하나 어깨, 골반, 다리 등에 힘이 들어간다
- 하복부 스위치는 작동하나 척추에 힘이 들어간다

언밸런스 레벨 − ★★★

위험군

- 복부 전체가 팽창한다
- 하복부가 팽창한다. 상복부는 반응 없음
- 상복부가 긴장한다. 하복부는 반응 없음
- 상복부가 긴장하고 하복부가 팽창한다

자궁 환경의 급격한 변화로
'배의 대파란'이 일어나는 산후와 갱년기.
배가 딱딱해지고 팽창하는 버릇은
임신에 방해가 됩니다.
여성의 일생에서 몸 속 불균형을
가장 많이 느끼는 세 번의
큰 격변기에 알아두어야 할
마음가짐과 몸 관리법을 소개합니다.

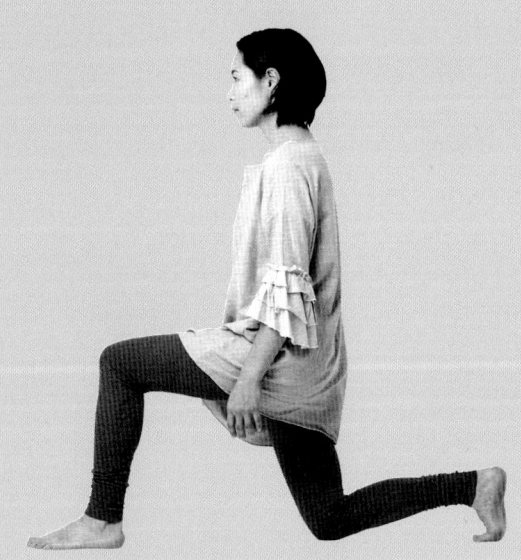

CHAPTER 6

산후, 갱년기, 임신 준비기 등 여성의 3대 격변기를 극복하다

산후, 갱년기, 임신 준비기는 인생 최대의 위기

건강은 고정된 상태가 아니다

'왜 내 몸은 이렇게 안 좋지?'

만성피로, 만성 몸 속 불균형에 매월 찾아오는 힘든 생리와 갱년기 장애. 건강을 자기 마음대로 어쩌지 못 할 때 여성인 것을 원망하는 사람들도 있을 것입니다. 왜 여성은 이런 몸 속 불균형에 시달려야 할까요? 그 답은 역시 우리 몸과 떼려야 뗄 수 없는 '배'에 있습니다. 여성의 배는 초경이 시작되는 초등학교 고학년~중학생 무렵부터 변화가 시작되고, 이 어지러운 변화는 지금도 계속되고 있습니다. 정말 한 시도 상태가 같은 때는 없다고 해도 과언이 아닙니다.

특히 생리 중일 때 여성의 몸은 하복부에 힘이 들어가지 않고 또 힘을 주고 싶지도 않습니다. 특히 이런 경향이 심해지는 섯은 출산 전후와 갱년기 전후입니다. 그리고 최근에는 부부 여섯 쌍 가운데 한 쌍 꼴로 나타나는 불임의 원인 중 하나도 '배의 버릇'이 아닐까 하는 생각을 평소 자주 합니다.

　다음 페이지부터는 산후, 갱년기, 임신 준비기 때문에 고민하는 환자 세 명과의 대화를 통해 여성이 위기를 극복하기 위한 힌트에 대해 함께 생각해봅니다.

Q1. 산후 고민

아이를 낳은 지 반 년이 지났는데 배가 전혀 원래대로 돌아오지 않아요.

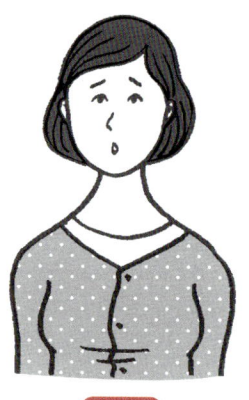

상담자 1
A 씨(32세)

A 씨

출산 후 배가 전혀 원래대로 돌아오지 않는 것도 큰 문제이지만, 임신했을 당시부터 급격히 몸이 안 좋아졌어요. 항상 감기를 달고 살고 매일 몸이 찌뿌둥해요. 그리고 아기를 자주 안아주다 보니 어깨 결림에 건막염(힘줄을 싸고 있는 활액막 자체 또는 활액막 내부의 염증 _역주)까지 말하자면 끝이 없을 정도로 정말 안 아픈 곳이 없어요.

모리타

출산 전후로 배를 전혀 쓸 수 없는 상태였을 가능성이 높습니다. 출산 후 고민의 대부분은 출산 후에 시작된 것이 아니라 출산 전에 있던 배 버릇이 임신 중에 더 심해지다 출산을 계기로 갑자기 나타나면서 생깁니다.

A 씨

출산 전부터 배에 버릇이 있었다고요?

모리타

막연히 불안해하지 말고 현재 배 상태를 정확히 파악하고 그 원인을 찾는 것이 중요합니다. 먼저 호흡부터 살펴보죠. 숨을 들이쉰 다음 내쉴 수 있을 때까지 천천히 내뱉어 보세요. 하복부에 힘이 들어가나요?

아니요. 전혀요. 출산한 후로 뱃속이 텅 빈 것처럼 하복부에
힘이 들어가지 않아요.

모리타

하복부를 쓰지 못 하면 면역계통이나 자율신경계통에 영향을
주어 감기에 잘 걸리거나 몸이 무거워지고 산후우울증을 일
으키는 등 여러 가지 몸 속 불균형이 한꺼번에 나타납니다.

A 씨

임신 전에는 비교적 건강한 편이었는데......

모리타

임신, 출산기에는 배의 환경이 갑자기 바뀌기 때문에 하복부
를 평소처럼 쓰지 못하게 됩니다. 특히 출산 후에는 아기를
돌보느라 잠도 잘 못 자고 쉬지도 못하잖아요. 그럼 몸에 힘
이 자꾸 들어가서 상복부가 딱딱하게 굳고 횡격막도 딱딱해

져서 호흡이 얕아지는 악순환이 생깁니다.

A 씨

원래 제 체형과 건강한 몸으로 돌아가려면 어떻게 하면 될까요?

모리타

아기는 이미 태어났는데 A 씨 몸은 아직 뱃속에 아이가 있다고 착각하고 있어요. 무기력해져 있는 배를 조이기 위해서는 어느 정도의 '자극'을 줄 필요가 있습니다. 출산한 여성에게는 특히 단전호흡을 권합니다(50쪽).

A 씨

그리고 제가 어깨 결림이 심한데 이것은 방법이 없을까요? 그렇지 않아도 밤 수유 때문에 잠을 잘 못 자는데 아파서 자꾸 잠을 깨요.

모리타

팔 뻗어 호흡하기(84쪽)로 팔의 긴장을 풀어주세요. 몸과 팔의 나른함이 사라져 아기를 계속 안고 있어도 지금처럼 그렇게 힘들지는 않을 거예요.

A 씨

출산 후 배가 들어가지 않는 것과 지금의 건강 상태가 관련이 있을 것이라고는 생각도 못 했어요. 아기 돌보느라 정작 제 몸은 챙기지 못 했는데 앞으로의 생활을 위해서라도 잘 관리해야겠어요.

모리타

출산 후 배를 방치하고 힘든 것을 그냥 참으면 갱년기 증상도 나타날 확률이 높습니다. 이제 알았으니 이번 기회에 배 관리를 시작해 보세요.

A1. 산후 고민

임신·출산기는 배의 환경이 크게 변해 하복부를 평소처럼 쓸 수 없게 됩니다. 출산 전후의 배 관리는 매우 중요합니다.

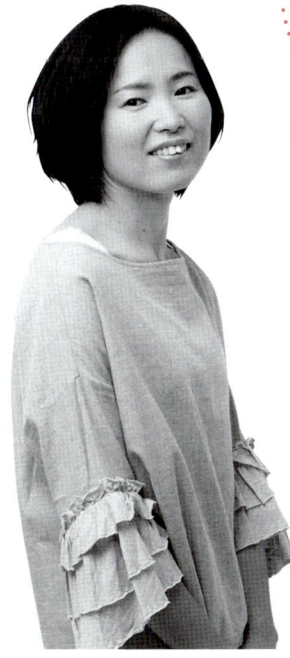

조언 한 마디
모리타 아이코

Q2. 갱년기 고민

갱년기 증상때문에
고민이에요.

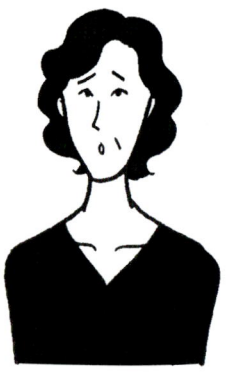

상담자 2
B 씨(50세)

B 씨

불안, 초조 등 정서 불안 증세와 안면홍조에 이명, 불면증, 두통, 현기증이 몇 년 째 계속되고 있습니다. 마치 출구가 보이지 않는 긴 터널 안에 갇혀 있는 느낌이에요.

모리타

많이 힘드시겠네요. 45~55세 경에 찾아오는 갱년기는 여성의 몸의 균형이 깨지기 쉬운 시기입니다. 당신이 겪고 있는 안면

홍조, 초조, 불면증, 두통, 현기증과 같은 증상은 동양의학에서 보면 상하의 기의 균형이 깨져 기가 위로 몰려서 나타나는 것입니다. 이런 증상은 하복부를 쓰지 못해 기를 컨트롤할 수 없을 때 나타납니다.

B 씨

맞아요. 피가 머리로 쏠리는 울혈로 인한 압박감이 항상 있어요. 왜 갱년기가 되면 배를 쓰지 못하게 되는 거죠?

모리타

그 이유는 출산 후와 마찬가지로 몸의 가장 중심인 배가 불안정하기 때문입니다. 갱년기는 폐경 전에 생리를 했다 안 했다 하기도 하고 주기도 불규칙해지는 등 자궁 환경이 크게 요동치는 시기입니다. 이런 불안정한 상태는 지나친 긴장을 초래합니다. 그리고 생리를 안 한다는 것은 '한 달에 한 번' 해 왔던 배출이 중단되면서 일종의 순환이 끊기는 것을 의미합니다.

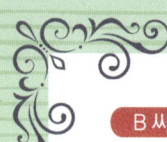

B 씨

갱년기 장애는 호르몬 밸런스의 변화와도 관련이 있다는 말
을 많이 들었는데 정말 그런가요?

모리타

물론 그렇습니다. 그런데 이것 또한 평소의 호흡 버릇, 몸에
힘을 주는 버릇이 쌓여서 호르몬 밸런스를 악화시키는 것입
니다. 호흡을 멈추고 몸에 힘을 주는 평소의 습관들이 쌓여서
몸속 정체를 일으킵니다.

B 씨

이대로 방치하면 어떻게 되나요?

모리타

몸의 중심이 매우 불안정해져서 잘 쓸 수 없는 상태라 힘들겠
지만, 안 좋은 배의 습관은 반드시 고쳐야 합니다. 고치지 않
고 갱년기를 보내면 나중에 더 고생할 수 있습니다. 생리가

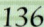

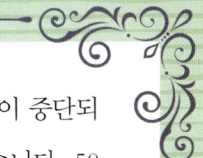

끝나는 폐경 후에는 그때까지 계속 돼 온 몸의 순환이 중단되기 때문에 특히 하반신의 순환이 안 좋아질 수 있습니다. 50대 이후가 되면 다리가 무겁거나 나른한 느낌이 들기도 하고 무릎이나 고관절이 안 좋아지는 사람도 많습니다.

B 씨

맞아요. 제 주변에서도 다리가 아프다는 사람이 많아요.

모리타

그렇게 되지 않으려면 지금부터 발을 많이 움직여 순환이 잘 되게 하는 것이 중요합니다(148쪽~ 여성의 말랑말랑 슬림한 배를 위한 배 동작 참조). 갱년기를 어떻게 보내느냐가 앞으로의 삶의 질과 건강을 좌우한다고 해도 과언이 아닙니다.

B 씨

'나이 들면 어쩔 수 없어'라며 노화를 핑계로 포기해 왔는데, 건강은 언제든 스스로 되찾을 수 있는 것이라니 안심이 되네요. 여태껏 애써 외면해 왔던 제 몸을 앞으로는 더 잘 챙기면서 살아야겠어요.

모리타

'갱년기 때문'이 아니라 지금까지 눈에 보이지 않았던 그간의 문제들이 나타난 것이라는 것을 명심하고 건강을 다시 되찾기 바랍니다.

A2. 갱년기 고민

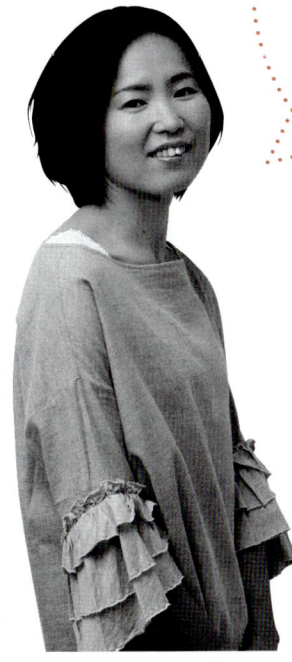

몸의 중심이
인생에서 가장
불안정한 시기인 갱년기.
이 시기에 내 몸을 어떻게
관리하는지가 앞으로의
삶의 질과 건강을
좌우합니다.

조언 한 마디
모리타 아이코

Q3. 임신 준비기 고민

임신 준비를 시작한 지 1년이 됐는데 아직 소식이 없어요.

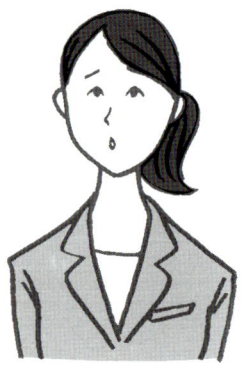

상담자 3
C 씨(30세)

C 씨

제 주변 친구들이 하나 둘 임신하는 것을 보면서 마음이 초조해집니다. 몸을 따뜻하게 하고 혈액 순환에도 신경 쓰면서 많이 노력을 하고 있는데 아직 아이 소식이 없어요.

모리타

열심히 노력 중이시군요. 그런데 왜 몸이 차가워지는지, 순환은 왜 나빠지는지 그 원인에 대해서 생각해 본 적은 있나요?

C 씨

아니요. 거기까지는…. 그런 내용은 어느 임신 관련 책에서도 없었어요.

모리타

그 원인도 역시 배에 있습니다. 상복부가 항상 긴장돼 있고 하복부를 쓸 수 없는 상태입니다. 평소 숨을 들이쉬고 내쉴 때 자연스럽게 하복부에 스위치가 들어간 몸이 되도록 노력하면 고민은 사라질 것입니다.

C 씨

배가 딱딱해 쓸 수 없는 상태가 불임의 원인으로까지 이어진다는 말씀이신가요?

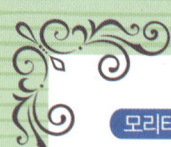

모리타

가능성은 충분히 있습니다. 불임 때문에 찾아오는 환자의 대
다수는 배의 버릇이 매우 나쁩니다. 상복부가 딱딱하고 하복
부를 쓰지 못해 팽창해 있다는 것은 호흡이 얕고 몸에 힘이
들어가는 체질이라는 증거입니다. 또한 하복부를 쓰지 못한
다는 것은 하복부로 이어지는 서혜부(팬티라인)와 고관절을
제대로 쓰지 못한다는 것을 의미합니다. 이렇게 되면 골반까
지 딱딱하게 굳고 그럼 당연히 골반 환경도 안 좋아집니다.

C 씨

골반 환경이 나쁘면 골반 안쪽에 있는 자궁 환경에도 안 좋은
영향을 미치겠네요?

모리타

맞습니다. 골반이 굳으면 자궁의 순환이 안 좋아집니다. 이는
불임뿐 아니라 여성 질환과도 관련이 있는 경우가 많습니다.

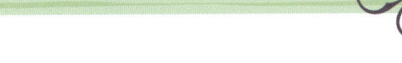

C 씨

골반 환경을 개선하려면 어떻게 해야 하나요?

모리타

손끝, 발끝 등 몸의 일부만 움직이면 배에 힘이 들어가기 때문에 허리와 배를 중심으로 움직이는 생활을 해야 합니다. 서 있을 때나 앉아 있을 때, 물건을 주울 때는 고관절을 의식적으로 충분히 사용할 수 있도록 해야 합니다. 그리고 들숨뿐 아니라 날숨도 신경 써서 해야 합니다.

C 씨

알겠습니다.

모리타

가장 중요한 것은 자궁뿐 아니라 '몸 전체'가 순환하는 상태로 만드는 것입니다. 이 부분을 확실하게 개선해 아이를 갖게 된 분들도 많이 있습니다. 그리고 임신을 할 때까지의 케어도 중요하지만 평생 써야 할 우리의 몸을 평소에 잘 관리하려는 자세가 필요합니다.

C 씨

임신을 위해 이것저것 특별한 무엇인가를 하기보다 먼저 배의 버릇부터 교정해 순환하는 몸을 만들어야겠네요. 처음부터 몸을 다시 만든다는 생각으로 뱃살 쏙 다이어트를 꾸준히 해봐야겠어요.

A3. 임신 준비기 고민

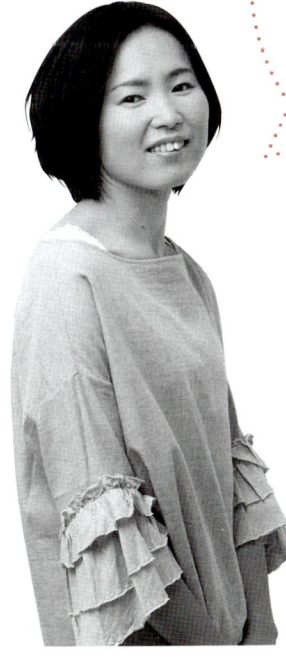

하복부를 제대로
쓸 수 있게 되면
골반 환경은 개선됩니다.
그럼 자궁 환경도 함께
좋아져 임신이 잘 되는
체질로 바뀝니다.

조언 한 마디
모리타 아이코

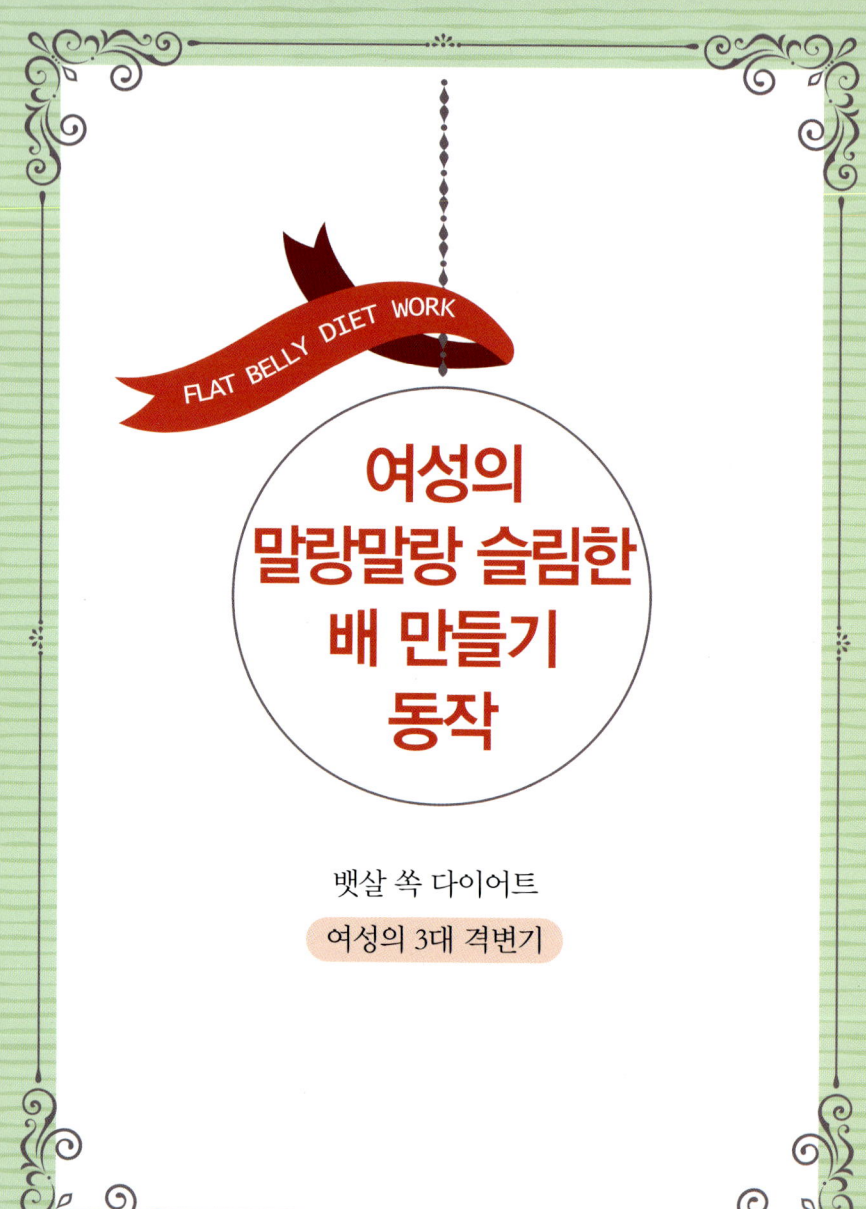

FLAT BELLY DIET WORK

여성의 말랑말랑 슬림한 배 만들기 동작

뱃살 쏙 다이어트

여성의 3대 격변기

온몸의 연결을 느끼면서 유연한 배 만들기

지금부터 소개하는 '여성의 말랑말랑 슬림한 배 만들기 동작'(런지(Lunge) 응용 자세 1~3)은 산후, 갱년기, 임신 준비기 등 배의 상태가 안 좋은 시기에 있는 사람들이나 여성들에게만 나타나는 건강문제로 고민하는 사람들에게 추천하는 복부 강화 프로그램입니다.

이 동작에서 중요한 포인트는 발입니다. 발을 충분히 쓰면서 하반신 → 상반신으로 몸을 연동시켜 움직입니다. 온몸이 하나로 연결된 느낌과 눈에는 보이지 않는 힘의 흐름, 방향성에 집중해 움직여, 질병과 몸 속 불균형의 싹이 되는 배의 긴장과 힘의 정체를 풀어줍니다. 뱃속 불균형이 심해 힘들어도 절대 포기해서는 안 됩니다. 스스로 노력하면 균형 잡힌 몸으로 되돌아갈 수 있습니다.

런지 응용 동작 1

하반신과 상반신의 연동에 집중해 골반을 자연스럽게 쓸 수 있도록 합니다.

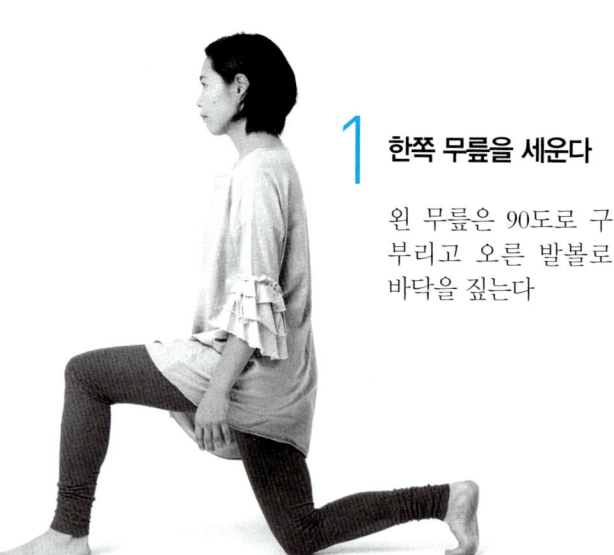

1 한쪽 무릎을 세운다

왼 무릎은 90도로 구
부리고 오른 발볼로
바닥을 짚는다

좌우 교대로
5~10세트

POINT!

❶~❸을 항상 유지
하면서 손을 올리면❹
아랫배가 저절로 조여
든다❺.

❶과 ❷의 힘의 방
향성을 유지하면 골
반 바닥이 쑥 당겨
올라간다.

❶ 발꿈치를 중심으로 발바닥 전
체로 비스듬히 앞쪽 아래로 힘
을 전달한다(살짝 왼쪽 허리를
끌어당기는 느낌으로 한다).

❷ ❶의 자세를 취
하면 자연스럽게
뒷발을 내딛는
자세가 된다.

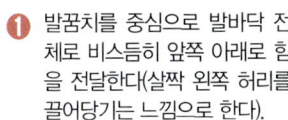

2 양팔 들어 만세하고 하복부를 조인다

2~3회 천천히 심호흡한다

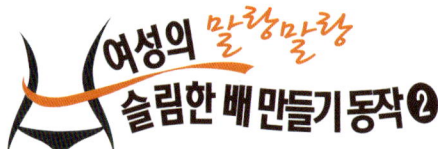

런지 응용 동작 2

'하나로 연결된 몸', '힘이 흐르는 몸'을 만들어
얕은 호흡과 몸에 힘이 들어가는 체질을 개선합니다.

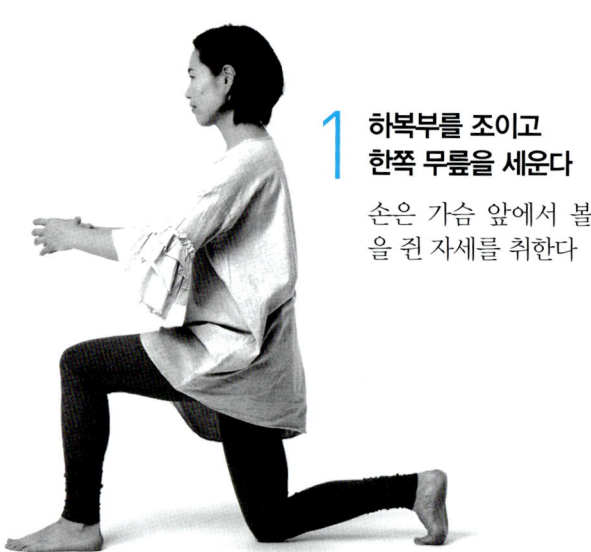

1 하복부를 조이고
한쪽 무릎을 세운다

손은 가슴 앞에서 볼
을 쥔 자세를 취한다

POINT!

❶~❸의 자세를 유지하고 하복부를 조인 상태에서❹ 왼쪽으로 몸을 비튼다.

좌우
5~10세트

❹

❸ ·········· ❶과 ❷의 힘의 방향성을 유지하면 골반 바닥이 쑥 당겨올라간다

❶ 발꿈치를 중심으로 발바닥 전체로 비스듬히 앞쪽 아래로 힘을 전달한다(살짝 왼쪽 무릎을 끌어당기는 느낌으로 한다)

❷ ❶의 자세를 취하면 자연스럽게 뒷발을 내딛는 자세가 된다

2 천천히 몸을 비튼다

힘의 전달이 끊기지 않도록 한 번 심호흡한다

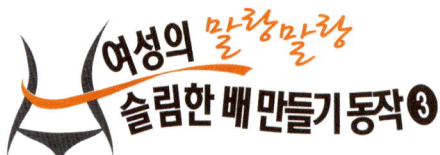

여성의 말랑말랑
슬림한 배 만들기 동작 ❸

런지 응용 동작 3

발의 부종, 피로, 묵직한 느낌을 해소합니다.

POINT!

치골을 위로 향하고 (엉덩이가 튀어나오지 않게 한다), 양쪽 고관절을 중앙으로 모으는 데 집중하면서 하복부를 조인다.

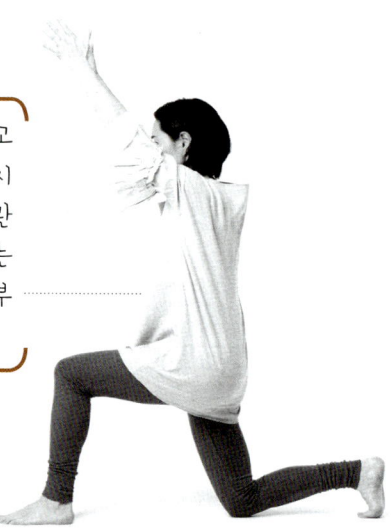

1 한쪽 무릎을 세우고 양팔 들어 만세한다

왼 무릎은 90도로 구부리고 오른 발볼로 바닥을 짚는다

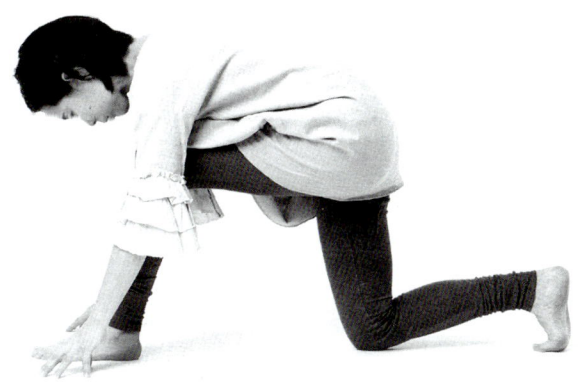

2 상체를 왼쪽 허벅지에 맡긴다

왼 무릎을 뒤로 끌어당기는 느낌으로 실시한다

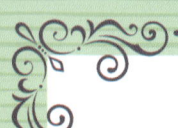

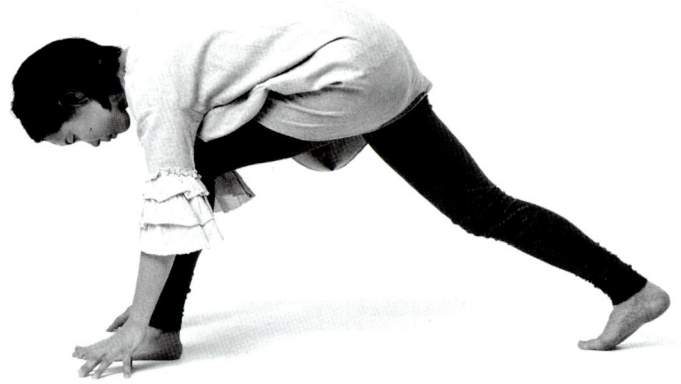

3 엉덩이를 올리고 오른발을 뒤로 곧게 뻗는다

왼발바닥 전체와 오른 발볼로 바닥을 미는 힘을
유지한다

POINT!

❶~❸과 ★1★2의 힘과 동작을 몸통의 동작으로 이어간다❹.

★1
왼 무릎이 앞으로 나오지 않도록 살짝 끌어당기는 데 집중한다

❹

❸과 ❷의 힘의 방향성을 유지하면 골반 바닥이 쑥 당겨 올라간다

❸

★2
오른발을 뒤로 곧게 뻗는다

❶ 발꿈치를 중심으로 발바닥 전체로 비스듬히 앞쪽 아래로 힘을 전달한다

❷ ❶의 자세를 취하면 자연스럽게 뒷발을 내딛는 자세가 된다

4 왼 무릎을 뒤로 끌어당긴다

좌우 힘의 밸런스를 맞춘다

좌우
3~5세트

몸을 다시 만들기 위해서는
평소의 호흡, 움직임, 의식을
어떻게 바꿔 나가야 할까요?
매일의 생활 습관을 바꾸는 것이
실은 다이어트 동작을 하는 것보다 더 중요합니다.
그래서 마지막 장에서는 가장 중요한,
뱃살 쏙 다이어트 동작을
일상생활 속에서 습관들이는
방법에 대해 소개합니다.

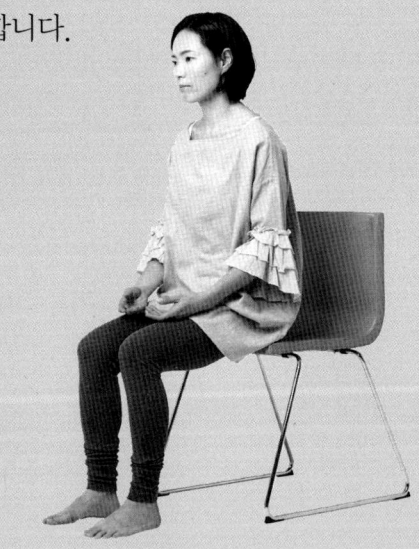

CHAPTER 7

뱃 살 쏙
다이어트를
위   한
일상 속 규칙

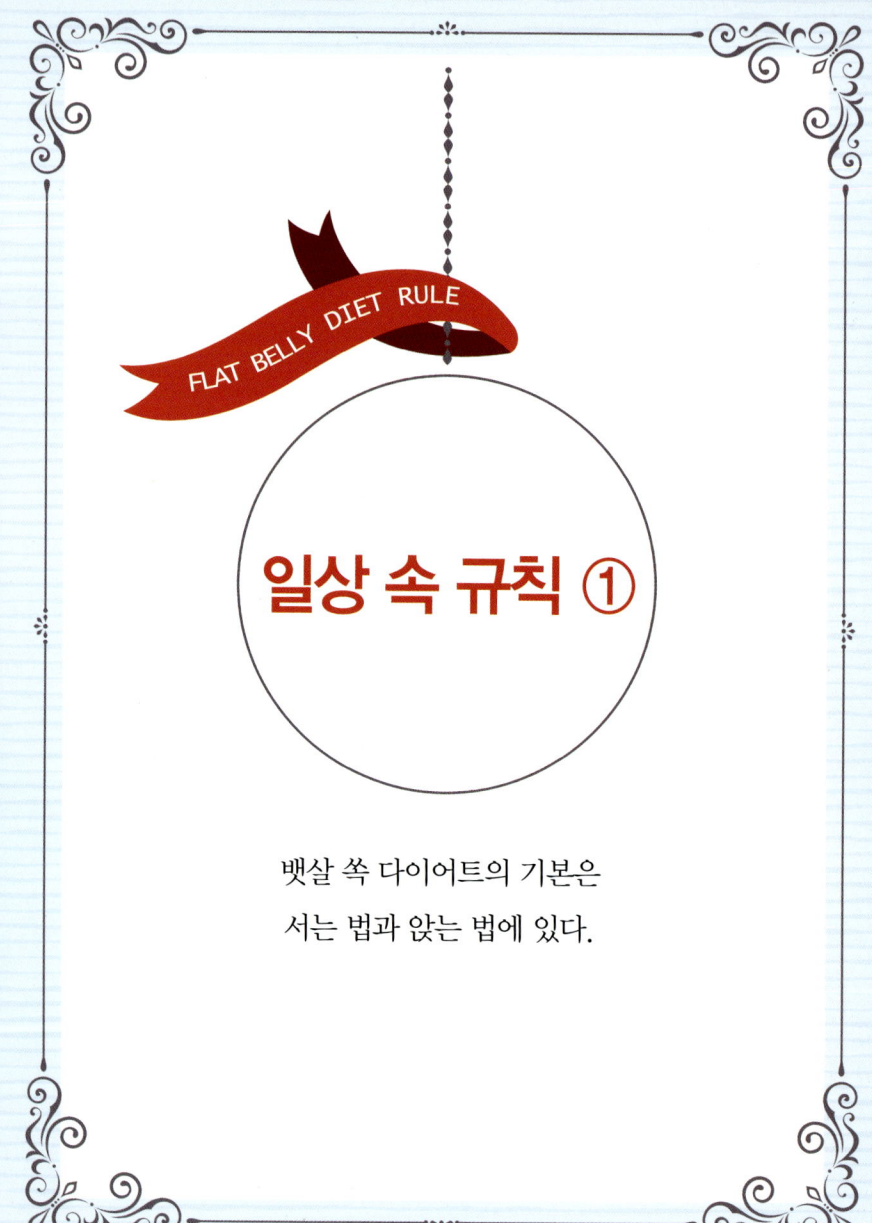

FLAT BELLY DIET RULE

일상 속 규칙 ①

뱃살 쏙 다이어트의 기본은
서는 법과 앉는 법에 있다.

바른 기준을 아십니까?

사람들은 자세가 좋다거나 스타일이 좋다는 소리를 듣고 싶을 때 보통 등을 활짝 펴 견갑골을 모으고 몸이 약간 뒤로 휜 상태로 서거나 앉는 경향이 있습니다. 그런가 하면 목은 앞으로 나오고 어깨는 안쪽으로 말린 거북목 자세=일명 '스마트폰 자세'가 굳어진 사람들도 있습니다.

전자는 척추, 후자는 얼굴의 위치를 기준으로 한 자세인데, 두 자세 모두 상복부와 하복부가 긴장돼 전신에 힘이 들어가고 호흡이 얕아지기 쉽습니다.

서 있을 때는 고관절(161쪽)을 기준으로 하고, 앉아 있을 때는 어깻죽지와 골반이 수직으로 이어지도록 하는 것이 바른 기준입니다(163쪽). 평소 자세의 바른 기준을 가지고 몸에 힘이 들어가지 않고 또 멈추지 않도록 노력하는 것이 중요합니다.

FLAT BELLY DIET RULE

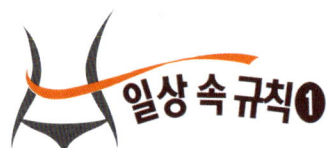

뱃살 쏙 다이어트식 서는 법

서 있을 때는 등이 너무 꾸부정해져도 그렇다고 너무 뒤로
넘어가도 좋지 않습니다. 서 있을 때의 바른 기준을 살펴봅니다.

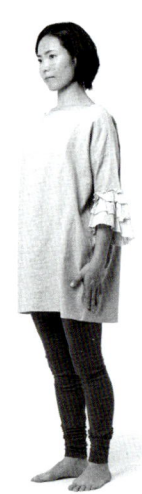

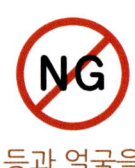

등과 얼굴을
기준으로
선 자세

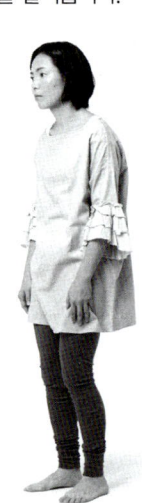

등을 젖혀 뒤로 휜 자세

척추의 자연스런 커브가 사라져 척
추와 몸 전체의 움직임을 딱딱하게
만드는 척추 전만(Lordosis) 자세

등이 안쪽으로 말려 꾸부정한 자세

얼굴의 위치를 우선해 목이 밑으
로 떨어진 굽은 등 자세(swayback
posture)

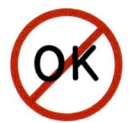

고관절을
기준으로 선
바른 자세

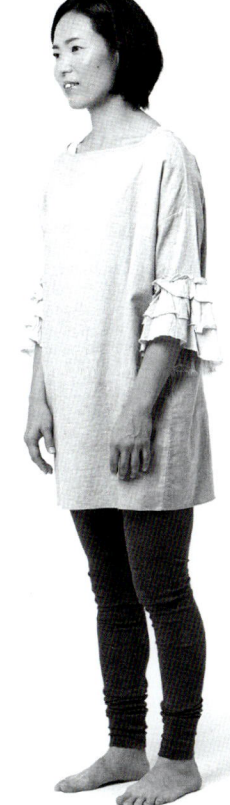

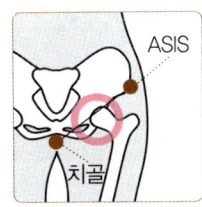

 # 고관절

치골 중앙과 ASIS를
선으로 이은 중심 안
쪽에 있다.

고관절에서 발바닥으로 잇는 느낌으로 선다

고관절을 기준으로 서면 몸 한 가운데에 자
연스럽게 무게 중심을 둘 수 있다.

뱃살 쏙 다이어트식 앉는 법

앉을 때 기준이 잘못되면 배에 힘이 들어가기 쉽고 호흡도 얕아집니다.

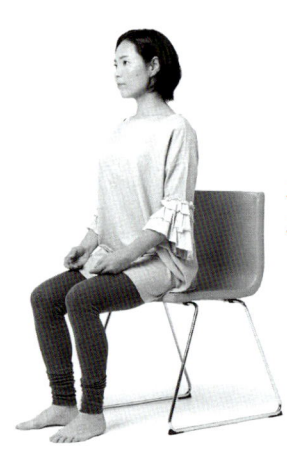

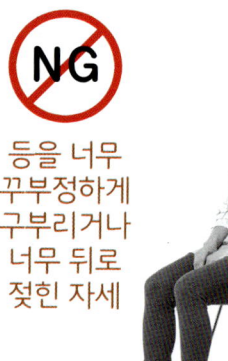

등을 너무
꾸부정하게
구부리거나
너무 뒤로
젖힌 자세

등을 기준으로 앉는 자세

척추의 자연스러운 커브가 사라져 견갑골, 목, 어깨, 무릎, 고관절이 닫힌다.

허리를 기준으로 앉는 자세

어깻죽지, 골반 라인이 무너지면 위 부위에 힘이 들어가고 하복부가 팽창하기 쉽다.

어깻죽지와 골반을 기준으로 앉는다

어깻죽지와 골반을 이은 부분을 기준으로 등받이에 가볍게 기댄다는 느낌으로 앉는다.

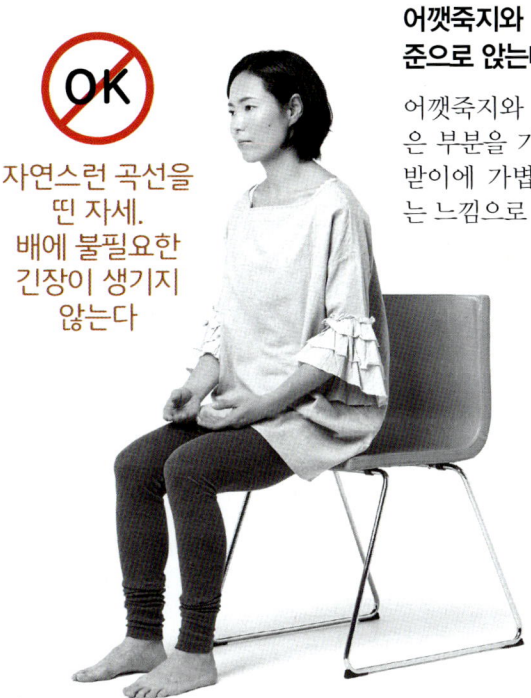

자연스런 곡선을 띤 자세. 배에 불필요한 긴장이 생기지 않는다

CHECK!!

어깻죽지와 골반의 튀어나온 부분을 수직으로 이은 부분을 기준으로 앉는다.

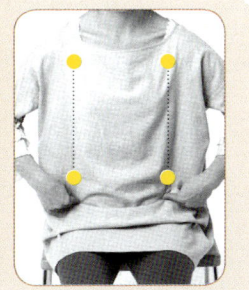

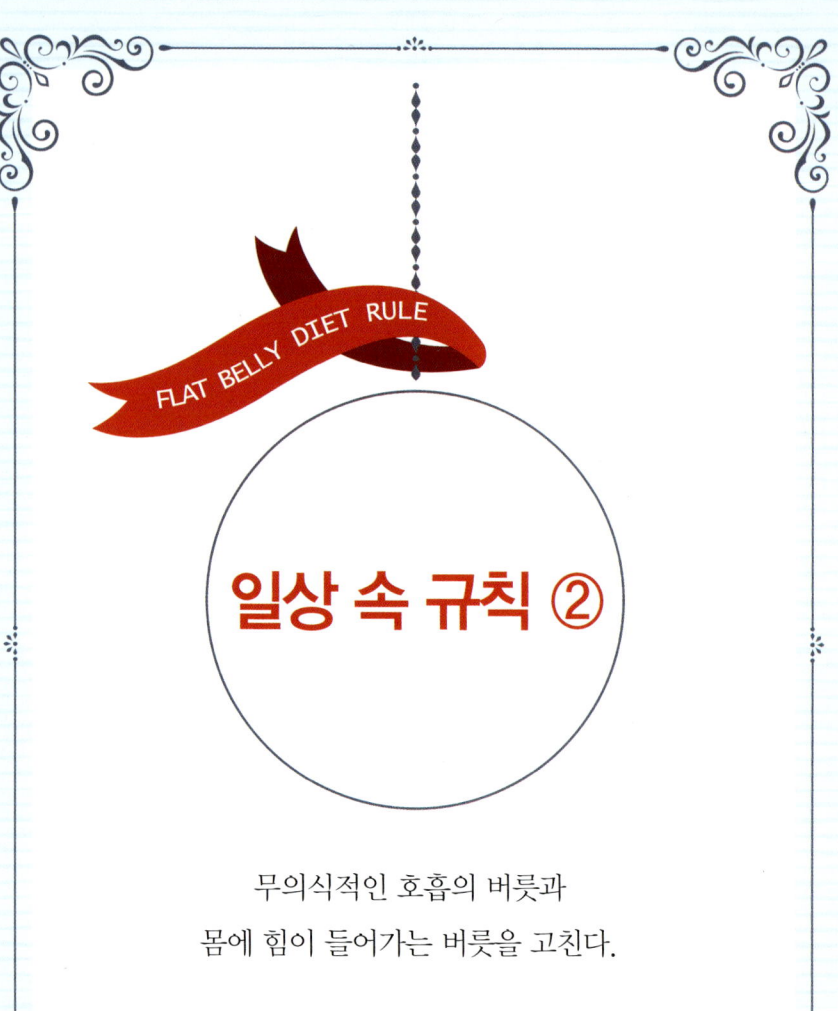

FLAT BELLY DIET RULE

일상 속 규칙 ②

무의식적인 호흡의 버릇과
몸에 힘이 들어가는 버릇을 고친다.

배의 회복 메커니즘

지금부터는 이 책의 목적과 효과에 대해 한 번 더 복습합니다.

1 뱃살 쏙 다이어트 동작으로 배를 충분히 쓸 수 있게 개선한다.

↓

2 일상 속 수많은 몸의 움직임과 3만 번의 호흡의 질이 바뀐다.

↓

3 그냥 가만히 있어도 순환하는 몸이 만들어진다.

↓

4 몸 속 불균형을 만드는 바탕과 배의 팽창이 사라진다.

↓

5 시간이 지날수록 몸 속 불균형이 잘 생기지 않는 체질이 된다.

하나만 기억하면 건강해질 수 있다

1과 2를 종합하면 일상 속 수많은 몸의 움직임과 3만 번의 호흡의 질이 바뀌면 배를 충분히 쓸 수 있다는 이야기입니다. '일상 속 움직임과 호흡이 그렇게 쉽게 바뀌나?'라고 생각하는 분도 있겠지만, 처음에는 '아, 지금 호흡이 멈췄네', '몸에 힘이 들어갔나?'라는 식으로 의식하는 정도로 충분합니다. 이 닦기, 집안일, 메이크업, 운전, 지하철에 탔을 때, PC를 하거나 스마트폰을 할 때 머리를 감을 때…. 지금까지 신경 쓰지 않았던 자신의 호흡과 움직임에 약간의 주의와 관심만 가져도 당신의 몸은 확실히 바뀔 것입니다. 일상 속 바른 호흡과 움직임은 어떤 명의나 약보다 근본적으로 체질을 개선해 줄 것입니다.

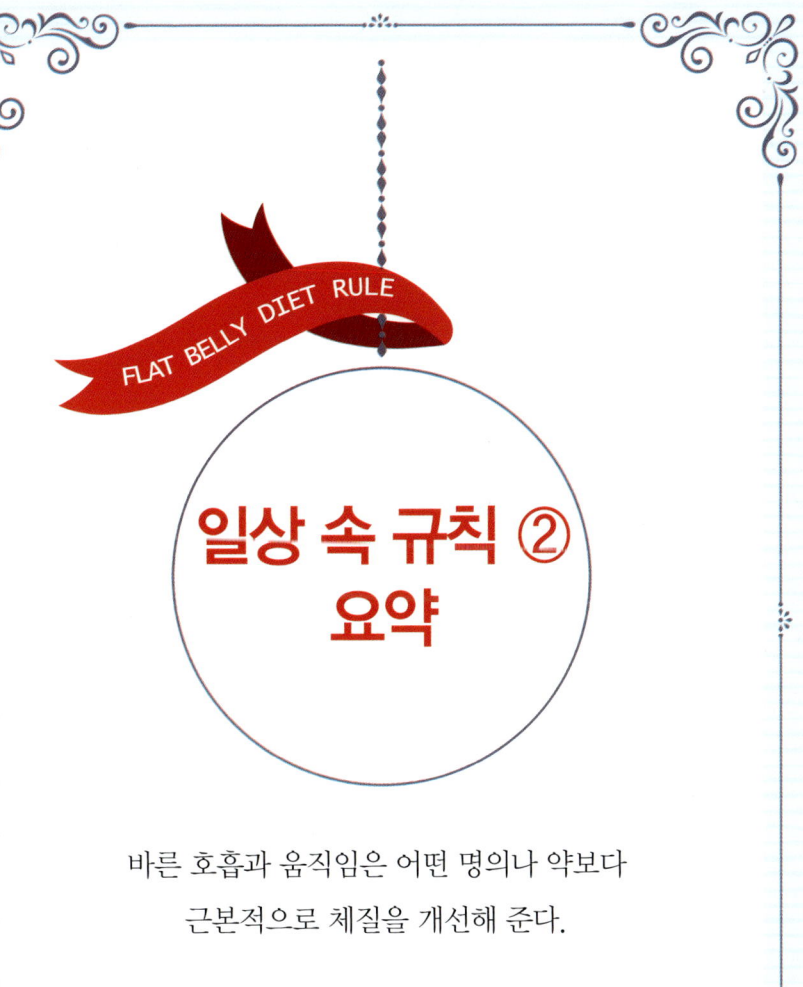

FLAT BELLY DIET RULE

일상 속 규칙 ②
요약

바른 호흡과 움직임은 어떤 명의나 약보다
근본적으로 체질을 개선해 준다.

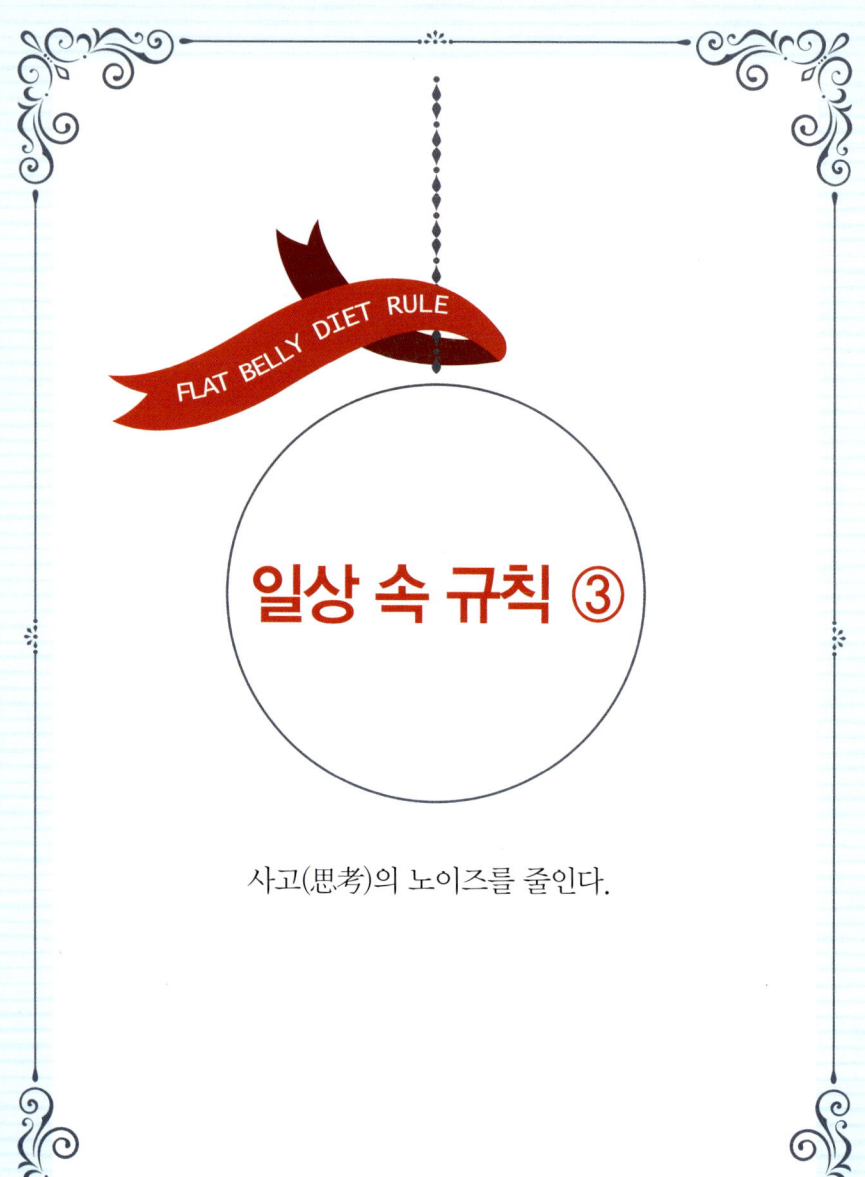

FLAT BELLY DIET RULE

일상 속 규칙 ③

사고(思考)의 노이즈를 줄인다.

모리타 아이코의 몸 개혁

제 첫 번째 책인 《심호흡의 마법》을 본 독자들 중에는 '어? 이 저자 2년 전에 비해 살이 많이 빠졌네'라고 생각한 분들도 있을 것입니다. 부끄러운 일이지만 고백하자면 최근 1~2년 사이 치료와 강연회, 워크숍, 잡지나 책 취재에 원고 집필까지 감사할 정도로 일 외뢰가 많이 늘었는데. 집안일과 육아는 어떻게든 병행할 수 있었지만, 너무 바쁜 나머지 정작 제 몸과 건강은 챙기지를 못했습니다. 그러다 '이대로는 안 되겠다' 라는 생각에 생활 스타일을 확 바꿨습니다. 몸을 처음부터 다시 리셋하기로 한 것입니다.

일상생활을 효율화해 호흡을 가다듬다

저는 다시 일상생활을 효율화하기 시작했습니다. 다음 날 입을 옷을 미리 정해놓고 일주일 치 식사 메뉴를 미리 생각해 두고, 물건을 버려 방을 깨끗하게 정리했습니다. 아침에 무엇을 입을지 고민하고, 저녁 식사 메뉴를 고민하고, 집에 와서는 어지럽혀진 방을 보면서 스트레스를 받아 24시간 머릿속이 엉켜 있으면 마음이 초조해지고 호흡은 얕아져 쉽게 멈추고 몸에는 점점 힘이 들어가게 됩니다. 호흡과 움직임이 흐트러지면 몸은 팽창하고 몸 속 불균형이 생기기 쉽습니다.

그래서 저는 몸의 밸런스를 맞추기 위해 먼저 생활을 최대한 합리화해 '사고의 노이즈'를 줄이기 시작한 것입니다. 그 덕분에 컨디션이 좋아졌고 몸은 한결 가벼워졌습니다. 일을 할 때도 새로운 정보 제공이나 이벤트 개최 등 지금까지 이상으로 더 적극적으로 도전할 수 있게 됐습니다. 제가 매일 생각하는 것은 '어떡하면 몸이 편해질 수 있을까?'입니다. 그 힌트 역시 배를 관장하는 호흡과 움직임에 있습니다.

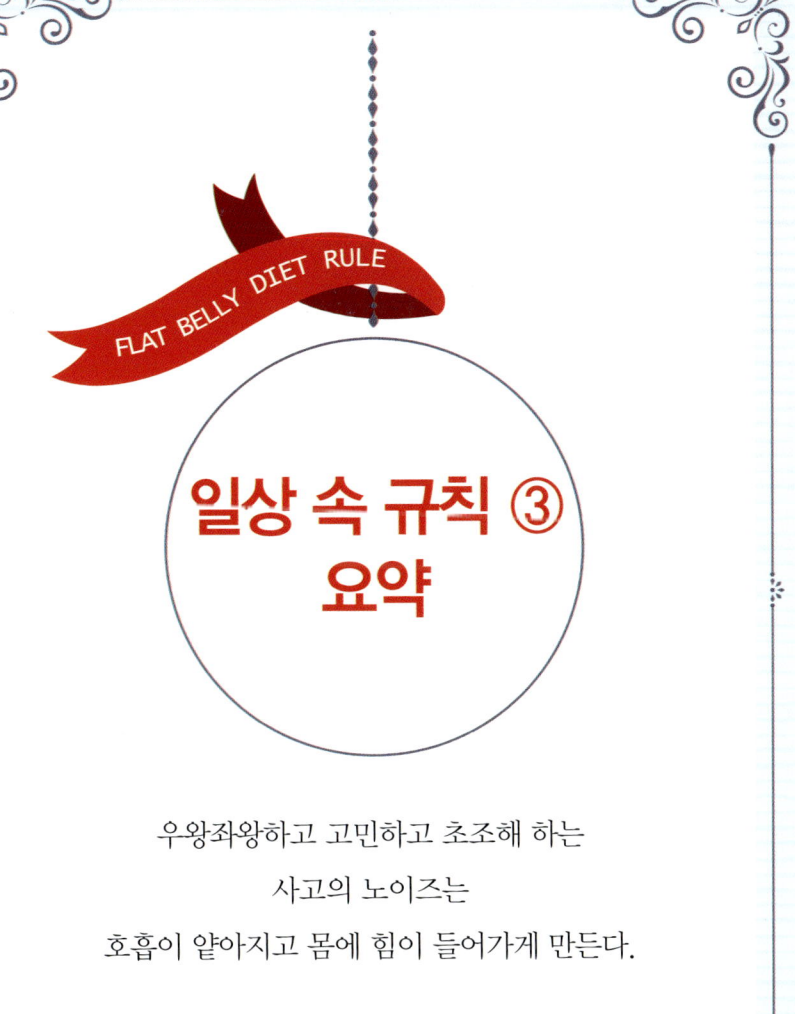

FLAT BELLY DIET RULE

일상 속 규칙 ③
요약

우왕좌왕하고 고민하고 초조해 하는

사고의 노이즈는

호흡이 얕아지고 몸에 힘이 들어가게 만든다.

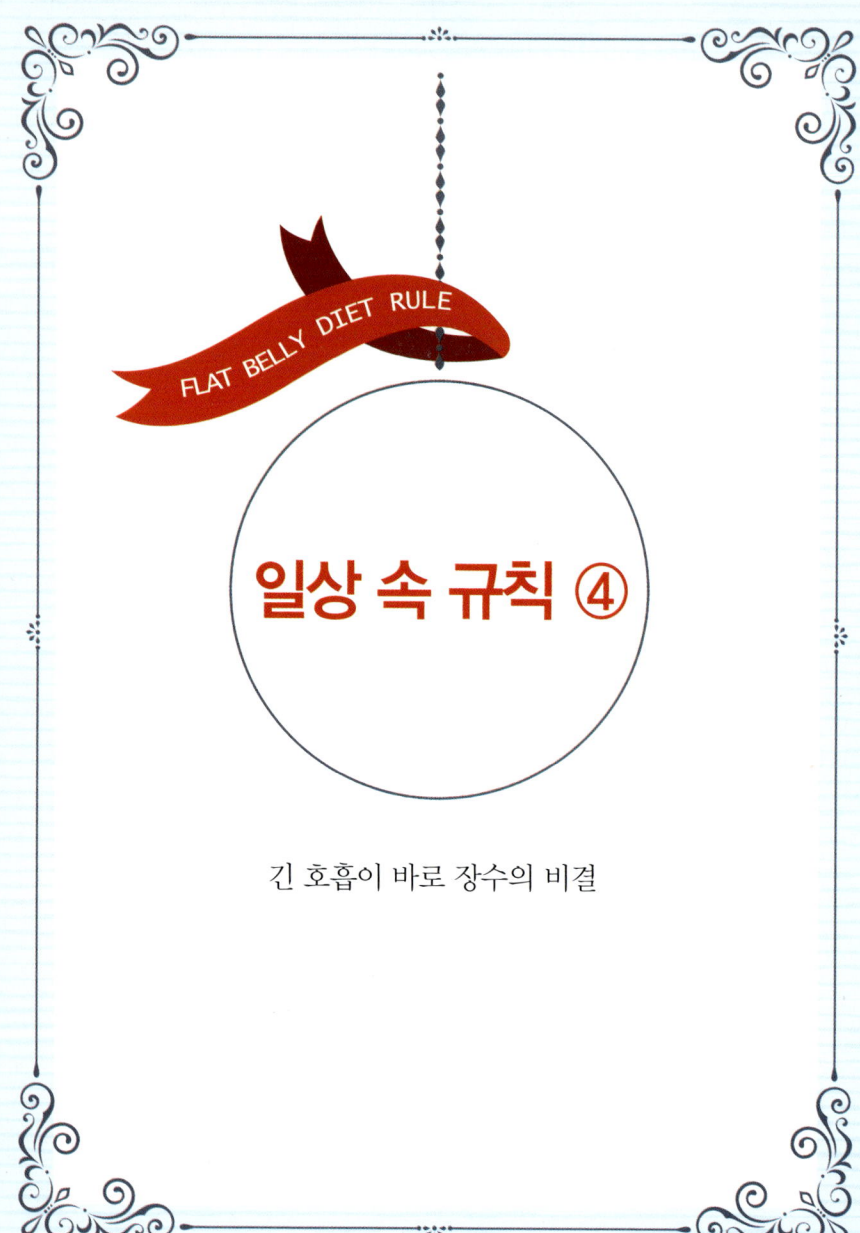

FLAT BELLY DIET RULE

일상 속 규칙 ④

긴 호흡이 바로 장수의 비결

방치는 금물

　최근 고령 운전자에 의한 교통사고가 심심치 않게 발생하고 있습니다. 그 분들은 아마도 아직 운전은 거뜬하게 해낼 수 있는 건강한 몸이라고 생각하고 있었을 것입니다. 이 이야기를 사람 몸에 비유하면 이렇습니다.

　'난 아직 젊어, 움직일 수 있어!'라며 옛날 생각만 하고 무리하다 넘어져서 무릎이나 허리를 다치는 경우입니다. 이는 80대 운전자가 스포츠카를 타고 가다 조작 미숙으로 대참사를 일으키는 것이나 다름없습니다.

　자신의 건강 상태를 모르고서는 몸을 잘 쓸 수 없습니다. 자신의 몸을 알려면 평소에 자신의 몸을 잘 관찰할 필요가 있습니다. 즉, 몸의 안 좋아진 곳을 보고도 못 본 척 하고 방치해서는 안 됩니다.

배를 제대로 써 100세까지 건강하게

현재 한국 여성의 평균 수명은 85.4세입니다. 사람이라면 누구나 나이가 들어도 항상 건강하고 팔팔하게 자립해 생활하고 싶을 것입니다. 숨을 길게 들이쉬고 내쉴 수 있는가는 우리의 생명과 건강의 토대가 되는 배를 제대로 쓸 수 있는지를 알 수 있는 가장 중요한 바로미터입니다.

긴 숨은 "건강 장수"의 비결입니다. 여러분은 이 책에서 소개한 배 사용법, 호흡법을 평소에 습관 들여 80, 90, 100세가 돼도 건강하게 움직일 수 있기를 진심으로 바랍니다.

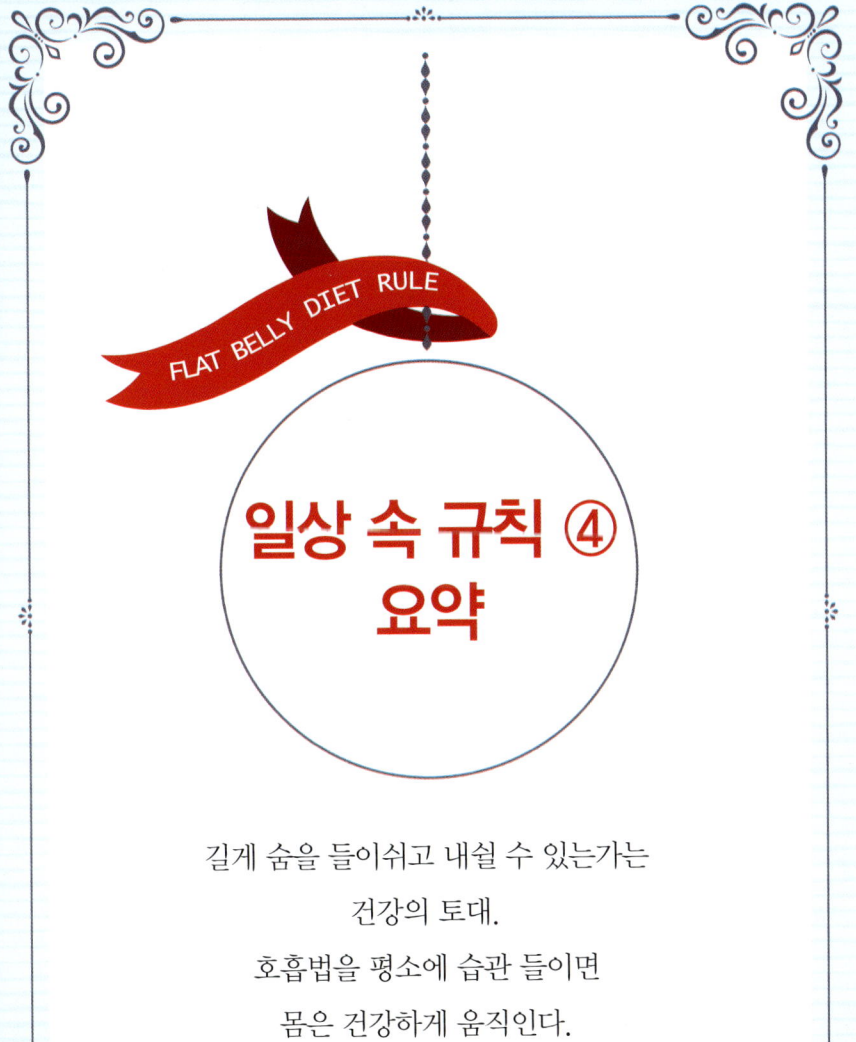

FLAT BELLY DIET RULE

일상 속 규칙 ④
요약

길게 숨을 들이쉬고 내쉴 수 있는가는
건강의 토대.
호흡법을 평소에 습관 들이면
몸은 건강하게 움직인다.

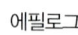

좋은 호흡과 배 버릇 습관을 가져보세요

'여성의 체질 개선'이라는 말은 익숙하지만, 막상 하려고 하면 쉬운 방법을 찾기가 쉽지 않습니다. 저를 찾아오는 분들을 보면서 그리고 저도 직접 몸 속 불균형 체질을 경험하면서 좋은 방법이 없을까 한참 고민할 때, '증상이나 대책과 관련된 정보뿐 아니라 몸의 균형을 근본적으로 바로 잡으려면 어떻게 하면 좋을까?' 라는 생각을 많이 했습니다. 그때는 방법을 몰라 어디서부터 손을 대야 할지 막막했습니다.

여성들에게 많이 나타나는 몸 속 불균형이나 질병은 어깨 결림, 요통, 냉증, 생리통, 생리 불순, 자궁 질환, 호르몬 관련 질환, 자율신경 증상에 이르기까지 수없이 많습니다. 저는 '각각의 몸 속 불균형을 개별적으로 해결하지 말고 그 원인에 주목해야 하지 않을까?'라고 생각했습니다. 그렇게 하지 않

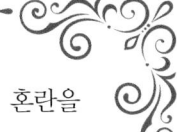

으면 대증요법만 쓰게 되고, 너무 많은 정보는 오히려 혼란을 가져와 점점 더 어려워지기 때문입니다.

여성들을 힘들게 하는 몸 속 불균형과 깊은 관련이 있는 것은 호흡과 배의 버릇입니다. 이는 모든 것에 깊이 관련돼 있습니다. 호흡에 의해 생기는 배의 버릇은 몸 속 불균형과 직접적이라기보다 더 근본적인 부분에서 깊게 관련돼 있습니다. 이는 사춘기, 임신기, 산후, 갱년기에 이르기까지 나이 구분 없이 절대 무시할 수 없는 사실입니다. 지금까지 많은 여성들을 케어하면서 이 문제를 해결하지 않고 체질을 개선한 사람을 저는 본 적이 없습니다. 그만큼 보편적으로 중요한 부분입니다.

실제로 초등학생, 빠른 경우는 유치원생에게서 그 싹이 생기는 경우를 저는 매일 많은 여성들을 만나면서 봐 왔습니다. 그리고 제가 이 업계에 발을 들여놓은 지 20년 가까이 지났습니다만, 매년 호흡이나 배에 문제가 있는 여성들이 나이를 불문하고 늘고 있다는 것을 실감하고 있습니다. 왜 세상은 모든 것이 발전하고 있는데 몸이 망가지는 사람들은 끊이지 않는 것일까요? 지금이야 말로 증상이나 병명, 대책이나 대처법을 아는 것에 그치지 말고, 인간이라는 존재 전체를 바라보는 전체관이 필요한 때가 아닌가 생각합니다.

이러한 생각을 가지고 케어하면서 지금까지 정말 헤아릴
수 없을 만큼 많은 여성들이 건강을 되찾아 일과 사생활을 잘
병행하는 것을 봐 왔습니다. 그리고 건강을 되찾은 의뢰인들
한테는 이런 말을 자주 듣습니다.

"이렇게 중요한데 왜 많이 알려져 있지 않을까요?"

"다들 알면 건강한 사람들이 더 늘어날 텐
데 말이죠."

"우리 애들한테도 알려줘야겠어요!"

정말 많은 분들이 이런 말을 합니다.
제 의뢰인 분들의 이런 목소리와 제가 "이
것만큼은 꼭 알리고 싶다"고 생각하는 부
분을 모아 이 책을 출판하게 됐습니다.

이 책에는 지금까지 치료원 심포
지엄이나 회원제 강좌, 일반인
대상 강좌나 기업 단체 대상
강좌, 자녀와 함께 하는
교실 등에서 강의한 내
용의 핵심만 모아놨습니
다. 결코 간단하고 가벼운
내용은 아니지만, 꼼꼼히 읽

고 잘 실천하기를 바랍니다.

몸 속 불균형을 '개선해야 한다', '이것은 반드시 해야 한다'라는 관점에서가 아니라, 스스로 몸 속 불균형 체질에서 벗어나 몸에 대한 걱정이 사라진 건강한 몸이 되면 과연 어떤 미래가 기다리고 있을지 상상해 보기 바랍니다. 이것을 결정하는 것은 바로 당신 자신입니다. 이 책을 한 사람이라도 더 많은 분들이 보고 체질이 바뀌어 위기를 기회로 만드는 계기가 되기를 진심으로 바랍니다.

여기서 소개한 개념과 방법은 모두 의뢰인들과 치료를 진행하는 과정에서 생겨났고 수정과 진화를 거쳐 완성된 것입니다. 그런 의미에서 의뢰인 분들께는 감사한 마음뿐입니다. 그리고 와니북스의 편집자인 요시모토 히카리(吉本 光里)씨, 에가와 치사토(江川 知里) 씨는 무리한 부탁에도 항상 귀 기울여 준 점에 대해 감사드립니다.

마지막으로 공사 구분 없이 항상 뜻을 같이 해 주는 투시(透視) 치료사 이노우에 마유미(井上 真由美) 씨, 호흡의 영지를 항상 가르쳐 주는 파트너 모리타 아쓰시(森田 敦史), 언제나 나의 원동력이 되어주는 아들, 저를 낳아주신 부모님, 항상 힘이 되어 주는 형제와 친구들에게 진심으로 감사드립니다.

호흡 도수치료사 모리타 아이코

179

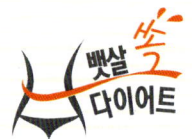